Docteur Charles VEDEL

CONTRIBUTION A L'ÉTUDE

DES

MÉNINGITES CÉRÉBRO-SPINALES

AIGUES

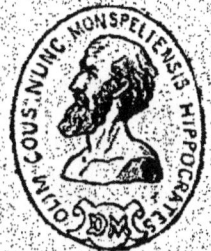

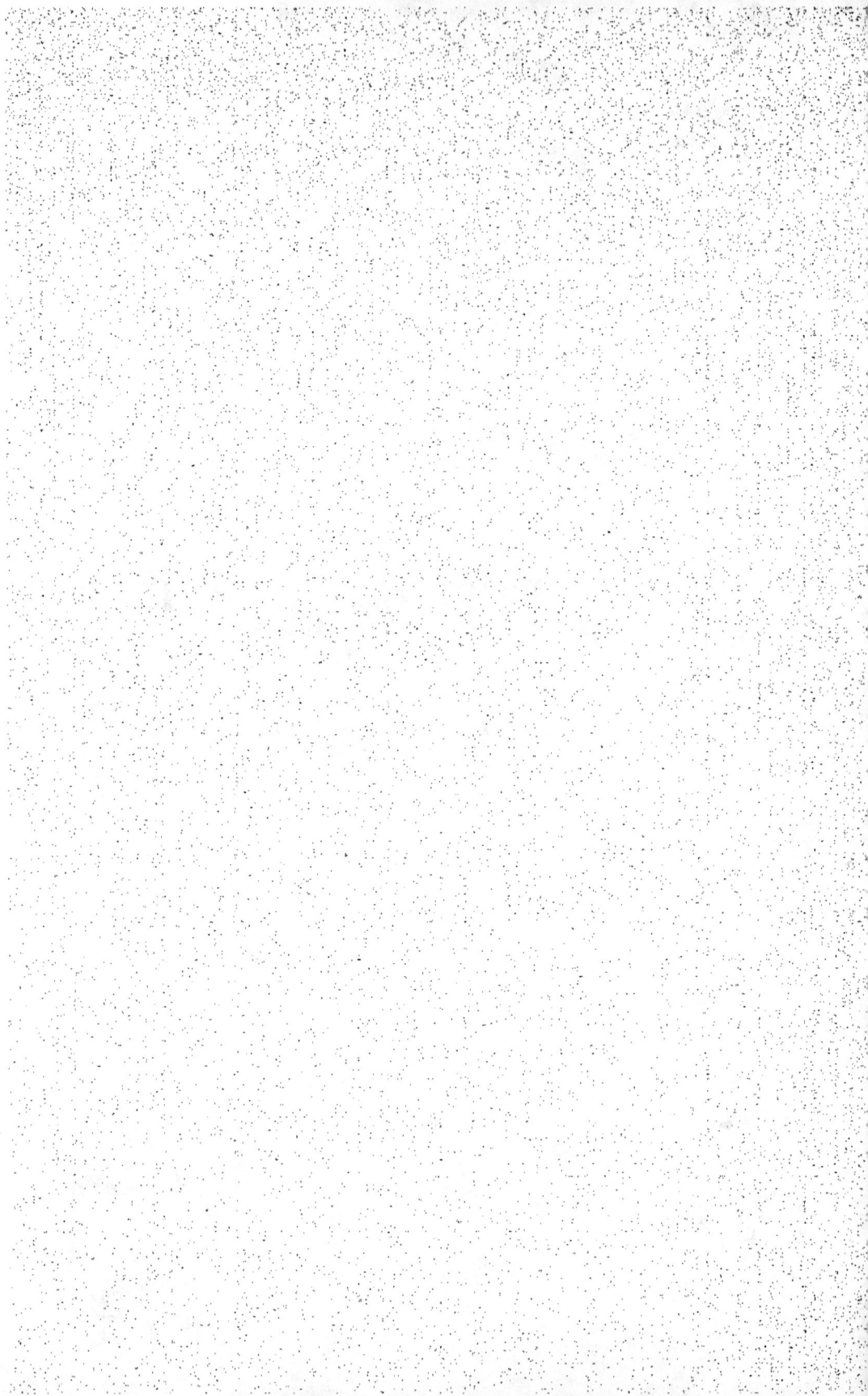

CONTRIBUTION A L'ÉTUDE

DES

MÉNINGITES CÉRÉBRO-SPINALES

AIGUES

PAR

Le Dr Charles VEDEL

MONTPELLIER

IMPRIMERIE DELORD-BOEHM ET MARTIAL

ÉDITEURS DU NOUVEAU MONTPELLIER MÉDICAL

—

1902

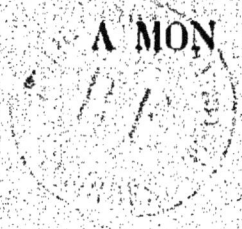

A MON PÈRE, A MA MÈRE

A MA SŒUR

A MES FRÈRES
VICTOR, ADOLPHE et EUGÈNE

CHARLES VEDEL.

A MON PRÉSIDENT DE THÈSE

MONSIEUR LE PROFESSEUR GRASSET

ASSOCIÉ NATIONAL DE L'ACADÉMIE DE MÉDECINE

CHEVALIER DE LA LÉGION D'HONNEUR

A MES AMIS

CHARLES VEDEL

AVANT-PROPOS

Nous ne voulons pas quitter l'École de Montpellier sans adresser un souvenir affectueux à tous ceux qui nous ont facilité notre tâche et témoigné leur sympathie.

M. le professeur Grasset nous a toujours accueilli avec une bienveillance et une courtoisie dont nous sentons tout le prix ; nous n'oublierons pas les heures passées dans son service et nous le remercions aussi de nous avoir accompagné jusqu'au bout en présidant notre thèse.

Nos remerciements vont aussi à MM. les professeurs Bosc, Carrieu, Tédenat ; à MM. les professeurs agrégés Rauzier, Lapeyre, Mouret, Galavielle, Vires, Jeanbrau, qui se sont particulièrement intéressés à nous et ont bien voulu nous faire part de leur amitié.

Enfin, appartenant à une famille médicale, plus favorisé que d'autres à ce point de vue, nous avons eu dans notre père et notre frère deux conseillers de tous les instants qui par leur expérience et leur savoir ont complété heureusement l'enseignement que nous avons reçu à la Faculté et nous ont appris ce que doit être un médecin.

Nous sommes reconnaissant à M. le médecin principal

Morer, à M. le médecin-major Nabona, à M. Calmette, chef de clinique médicale, d'avoir mis à notre disposition leurs observations cliniques, à M. Bosc de nous avoir fait bénéficier de ses notes anatomo-pathologiques, à M. Vedel de nous avoir communiqué ses recherches bactériologiques et cytologiques.

CONTRIBUTION A L'ÉTUDE

DES

MÉNINGITES CÉRÉBRO-SPINALES

AIGUES

HISTORIQUE — INTRODUCTION

Les nombreux travaux qui paraissent à notre époque sur la méningite cérébro-spinale témoignent de l'intérêt qui s'attache à son étude; il s'agit là d'une question d'actualité, mais non d'une maladie nouvelle.

L'histoire des épidémies nous apprend, en effet, que la maladie, sous les divers noms de céphalalgie maligne, de fièvre cérébrale ataxique, de typhus cérébro-spinal... s'est montrée, à diverses époques, dans les différents pays. L'épidémie de Bayonne, de 1837, a été, particulièrement chez nous, l'occasion d'observations épidémiologiques et cliniques précieuses qui ont permis d'édifier l'histoire de la maladie. Mais cette histoire ne devait être complétée et précisée que de nos jours du fait des investigations bactériologiques.

En 1887, Weichselbaum [1] pose nettement la question du germe pathogène spécifique.

Klebs, Eberth, Leyden, Leichtenstein, Saenger, Fraenkel, Foa et Bordone Uffreduzzi... avant cette époque, avaient pu mettre en cause divers microorganismes et plus particulièrement le diplocoque de la pneumonie, et leurs constatations bactériologiques venaient, dans leur ensemble, renforcer les relations souvent constatées de la méningite cérébro-spinale et de la pneumonie.

Weichselbaum, sous le nom de *Diplococcus intra cellularis meningitidis*, décrit un microorganisme spécial aux méninges, un méningocoque, qu'il rapproche morphologiquement du gonocoque et qu'il distingue du pneumocoque.

Ce microorganisme, caractérisé par sa forme, ses propriétés végétatives et virulentes, ne devait pas cependant s'imposer d'abord à l'attention.

C'est que, dès 1889, Bonôme [2] décrivait, comme agent pathogène de la méningite cérébro-spinale, sous le nom de *Streptococcus meningitidis*, un autre méningocoque qui, par ses caractères morphologiques, la culture et les inoculations, était donné comme distinct à la fois du méningocoque de Weichselbaum et du pneumocoque de Talamon-Fraenkel.

D'autre part, Bordone-Uffreduzzi ne tardait pas à considérer le méningocoque de Bonôme comme une simple variété de pneumocoque.

La plupart ne considéraient pas autrement le méningocoque de Weichselbaum, en sorte que l'on revenait d'une façon générale à l'idée première du rôle prédominant du

---

[1] Weichselbaum : Etiologie des méningites cérébro-spinales aiguës. Fortsch d. med. Berlin, 1887, v. n° 18.

[2] Bonôme : Centralb. f Bakter. u. Parasit. Iena, 1890, tom. VII, pag. 402. Beitr. z. path. Anat. u z allg Path. Iena, 1890, tom. VIII, pag. 377.

pneumocoque comme agent pathogène de la méningite cérébro-spinale.

Il faut arriver, en 1895, au travail de Jœger [1] pour voir le méningocoque de Weichselbaum reprendre sa place et son indépendance vis-à-vis du pneumocoque.

Heubner [2], à son tour, vient contrôler et confirmer les résultats obtenus par Weichselbaum et Jœger en y ajoutant l'appui d'expériences nouvelles.

Councilmann [3] et, plus tard, Longo [4] obtiennent également des résultats positifs.

Concetti soutient que le méningocoque est un microorganisme unique qui offre des variétés suivant les conditions de vie dans lesquelles on le considère.

Mais l'opinion générale n'était pas encore faite : certains veulent conserver au pneumocoque le rôle prépondérant que d'autres attribuent au méningocoque de Weichselbaum, tandis qu'un certain nombre, étudiant les formes intermédiaires, rapprochent les deux microorganismes. en sorte que Chantemesse peut dire, en 1898, « que la connaissance du germe de la méningite cérébro-spinale n'est pas déterminée d'une façon suffisante et qu'il est nécessaire que l'enquête se poursuive. »

Netter, dont les nombreux travaux ont puissamment contribué à l'histoire de l'infection pneumococcique, étudiant à son tour la bactériologie des méningites cérébro-spinales qu'il observe à Paris en 1898, trouve tantôt le pneumo-

[1] Jœger : Zeitsch. f. Hyg u Infection Leipzig, 1895, XIX, pag. 351.
Deutsch. med. Woch, 1899, nº 29.

[2] Heubner. Jahrb. f. Kinder Leipzig, 1896, XLIII, pag. 1.
Deut. med. Woch., 1896, XXII, pag. 423.

[3] Councilmann : Americ Journ. of the med. Sc., mars 1898.

[4] Longo : Méningite cérébro-spinale. Diplocoque intracellulaire de Weichselbaum. Jæger. Analy in Rev. Neurol, 1901, pag. 750.

coque véritable, tantôt le diplocoque de Weichselbaum, mais ne peut d'abord se défendre de l'idée du rapprochement de ces deux microorganismes.

L'enquête se poursuit; des données plus précises sont recueillies et l'on arrive ainsi à démontrer:

1° Qu'il n'y a pas une méningite cérébro-spinale, épidémique ou non, mais des méningites cérébro-spinales;

2° Qu'à côté des méningites cérébro-spinales produites par les microorganismes communs (b. de Koch, d'Eberth, streptocoque, staphylocoque et surtout pneumocoque), une place de plus en plus grande semble devoir être faite au groupe des méningocoques;

3° Que parmi les méningocoques, celui de Bonôme doit être considéré comme une variété de diplocoque de la pneumonie, celui de Weichselbaum comme une espèce à part.

Les travaux de Netter, de Chantemesse, de Bezançon et Griffon ont particulièrement contribué, en France, à l'établissement de ces données actuellement acceptées par la plupart des bactériologistes et des cliniciens.

Indépendamment des acquisitions nouvelles et précieuses apportées par la bactériologie dans l'étude des méningites cérébro-spinales, la clinique s'enrichissait de signes de la plus haute valeur, avec Kernig et Quincke, capables de dépister la maladie dans ses formes frustes ou anormales. Nous verrons ensuite tout le parti que l'on peut retirer de l'examen leucocytique des exsudats méningés qui, dans certains cas, mieux que la clinique et la bactériologie, permet une conviction bien assise et dont nous devons la connaissance à Widal, qui, sous le nom de *cyto-diagnostic*, a mis entre nos mains un procédé général d'exploration des séreuses et, par ses recherches avec Sicard et Ravaut, a montré les indications que l'étude cytologique pouvait fournir à la clinique.

Ayant eu la bonne fortune de pouvoir rassembler quelques observations de méningites cérébro-spinales, grâce au concours de M. Vedel, nous avons pensé qu'il y aurait quelque intérêt à montrer, par leur relation et les réflexions auxquelles elles ont donné lieu, comment elles se présentent devant les idées nouvelles, cliniques et expérimentales.

C'est pourquoi, avant de les faire connaître dans leurs détails respectifs, nous avons cru bon d'esquisser, dans une vue d'ensemble, l'état actuel de la question des méningites cérébro-spinales.

ÉTUDE GÉNÉRALE

La méningite cérébro-spinale aiguë constitue dans son ensemble une véritable maladie, caractérisée cliniquement par l'association et le groupement d'un certain nombre de symptômes de valeur inégale et dont le plus significatif paraît être le signe de Kernig, anatomiquement par des lésions inflammatoires séreuses, suppurées ou fibrineuses, en relation avec des agents microbiens de nature variée[1].

La méningite cérébro-spinale est dite primitive ou secondaire, suivant qu'elle apparaît comme la manifestation première d'une infection donnée, ou qu'elle se montre consécutive à une autre localisation infectieuse déjà préétablie en

[1] Voir : Dieulafoy. Leçon sur les méningites cérébro spinales Cliniques Hôtel-Dieu, T. III.

Hutinel : Article in Traité de Brouardel et Gilbert.

Labbé : La méningite cérébro-spinale épidémique. Revue générale Gaz. des Hôp., 1900, N° 105 et 108.

Canuet; Méningite cérébro-spinale épidémique, Méningocoque, Thèse, Paris 1900. N° 570.

Simionesco , Les microbes des méningites cérébro-spinales. Thèse, Paris 1900. N° 636.

Gruzu ; Contribution à l'étude de la méningite cérébro spinale épidémique, Le méningocoque de Weichselbaum, Jaeger. — Thèse, Montpellier 1899 N° 33.

Wolf ; Des éléments de diagnostic tirés de la ponction lombaire 1901 N° 609.

W. Osler : L'étiologie et le diagnostic de la fièvre cérébrospinale. Anal. in Rev, Neurol, 1900 p. 33.

Voir surtout les rapports de Mya et de Netter sur les méningites aiguës non tuberculeuses. Congrès de Paris 1900, Section médecine de l'Enfance.

un point : cavités respiratoires, auriculaires ou nasales, par exemple.

Ce caractère de manifestation première ou seconde, d'un certain intérêt au point de vue clinique, perd une grande partie de sa valeur si l'on envisage le processus méningé au point de vue cellulaire et microbien.

Primitives ou secondaires, les méningites présentent de nombreuses variétés.

Une distinction tout d'abord doit séparer des autres la méningite cérébro-spinale tuberculeuse. Indépendamment de son allure clinique, la méningite cérébro-spinale tuberculeuse est caractérisée anatomiquement par des granulations tuberculeuses, associées aux produits communs de l'inflammation, bactériologiquement par le bacille de Koch, cytologiquement par une réaction lymphocytaire, physiologiquement par la perméabilité des méninges aux substances diffusibles ingérées.

En dehors de la méningite cérébro-spinale tuberculeuse existent bien d'autres variétés de méningite cérébro-spinale infectieuse.

Le groupe des méningites cérébro-spinales aiguës non tuberculeuses présente un tableau symptomatique sinon absolument commun, au moins très semblable pour chacune des variétés constitutives, et l'on peut dire avec le professeur Dieulafoy « qu'elles se ressemblent toutes à quelques nuances près, quant à leur évolution clinique ».

Elles présentent encore d'autres traits communs : cytologiquement elles se caractérisent toutes, par une réaction polynucléaire et fonctionnellement par leur imperméabilité.

En revanche, elles se distinguent complètement au point de vue pathogénique. La bactériologie nous a enseigné que la plupart des microorganismes communs pouvaient faire de la méningite cérébro-spinale ; le pneumocoque de Tala-

mon-Fränkel en particulier, mais aussi les streptocoques,
staphylocoques, bacilles d'Eberth, de Pfeiffer... Chacun de
ces microorganismes est d'autre part susceptible d'entrer
dans des associations.

Il semblerait, en conséquence, qu'il n'existe pas de méningite
cérébro-spinale spécifique à proprement parler. Cependant on
avait séparé depuis déjà longtemps, sous le nom de méningite
cérébro-spinale épidémique, une affection qui avait paru se
distinguer par plus d'un trait des autres méningites en général. Les recherches bactériologiques appliquées à la connaissance plus exacte de cette forme clinique étiologique et
symptomatique commencèrent par faire penser que ce type
de la méningite cérébro-spinale épidémique ne correspondait
pas bactériologiquement à une forme exclusive et toujours
identique. Divers microorganismes, le pneumocoque en
particulier, furent considérés comme pouvant engendrer
la méningite cérébro-spinale épidémique.

La connaissance du méningocoque de Weichselbaum est
venue cependant un moment ébranler cette donnée, et quelques auteurs attribuent à ce microorganisme la valeur d'agent
spécifique de la méningite cérébro-spinale épidémique.

Or, il semble au contraire s'établir que la méningite cérébro-spinale dite épidémique peut être produite non seulement par le méningocoque de Weichselbaum, mais aussi,
dans d'autres cas, par le méningocoque de Bonôme, d'une
façon plus étendue par le diplocoque de la pneumonie, dont
le microorganisme étudié par Bonôme ne serait qu'une
variété et enfin, d'une façon plus générale encore, par une
série de microorganismes.

Bref, à l'heure actuelle, si le rôle du méningocoque de
Weichselbaum apparaît avec une certaine ampleur, on n'est
nullement autorisé à en faire l'agent spécifique de la méningite cérébro-spinale épidémique.

La méningite cérébro-spinale épidémique ne peut à a.. son titre être considérée comme une véritable entité ; non seulement elle peut être produite par des agents autres que le méningocoque de Weichselbaum, mais encore le type clinique auquel elle répond est loin de se présenter toujours sous la forme épidémique, et le méningocoque peut produire des méningites cérébro-spinales absolument isolées.

Quoi qu'il en soit, épidémique ou non, la méningite cérébro-spinale aiguë répond à un type clinique et histologique de méningite bactérienne, dont nous allons exposer brièvement, en insistant surtout sur les données contemporaines, l'histoire générale qui nous servira de guide dans l'appréciation des observations que nous apportons.

Etiologie. — La méningite cérébro-spinale peut se présenter à tous les âges ; c'est avant tout une affection de la seconde enfance et de l'adolescence, frappant avec une prédilection remarquable l'élément militaire et particulièrement les jeunes soldats, à telles enseignes que, sur 57 épidémies françaises, 39 fois l'élément militaire fut seul atteint et 11 fois le fut concurremment avec l'élément civil. Le surmenage, le froid [1], le traumatisme [2], peuvent être considérés comme des facteurs favorisants.

Elle se présente d'ordinaire sous forme d'épidémies limitées, se développant en général lentement et progressivement, disparaissant pour se réveiller après une période de temps variable, pouvant ainsi se perpétuer pendant plus ou moins longtemps à l'état sporadique dans les lieux où elles se sont développées. Dans ces dernières années, depuis 1898, la méningite cérébro-spinale s'est réveillée en France,

[1] Rendu : Méningite cérébro-spinale fruste. Soc. méd. hôpit., 9 mai 1901.
[2] Stadelmann : in Leçon de Dieulafoy sur les méningites cérébro-spinales.

particulièrement à Paris, ainsi qu'en témoignent notamment les travaux de Netter. Il se peut cependant que la multiplicité des cas observés de nos jours soit en partie le résultat des progrès accomplis dans le diagnostic de cette affection, plus encore que l'expression d'une recrudescence bien considérable.

Les germes de la maladie pourraient être transportés par le linge et les vêtements (Kohlmann), véhiculés par les poussières (Buchanam), peut-être propagés par l'urine (Jœger), plus sûrement, diffusés par les sécrétions auriculaires et surtout nasales (Scherer, Busquet, Griffon)[1]. Schiff[2] a montré que le méningocoque pouvait exister en saprophyte dans le mucus nasal des sujets sains. Nous savons d'autre part que le pneumocoque habite très fréquemment les cavités nasales et buccales (Netter). On conçoit dès lors que tel ou tel germe, introduit accidentellement ou ayant acquis sous des influences encore imprécises une virulence et une faculté d'expansion particulières, puisse partir des cavités contiguës et aller ensemencer le liquide céphalo-rachidien, soit par progression simple, soit à la faveur de migrations leucocytiques directes ou suivant une voie lymphatique préétablie (Sicard),[3] soit enfin par voie sanguine.

L'infection méningée pourrait se faire par les voies respiratoires supérieures, par le nez (coryza, rhinite, sinusite), le pharynx et la trompe d'Eustache (otite) ou bien encore par la voie pulmonaire (Netter, Leichtenstein). Nous devons rappeler la coexistence fréquente de la pneumonie et de la méningite cérébro-spinale, la concordance souvent signalée

[1] Griffon et Gandy : Méningite cérébro-spinale. Cytodiagnostic. — Constatation du méningocoque dans le nez et la gorge. — Soc. méd. hôpit., 11 juillet 1901.
[2] Schiff : Centralb. f. innere. Méd. Leipzig, 1898, XIX, p. 577.
[3] Sicard : Les infections sous-arachnoïdiennes et le liquide céphalorachidien. — Recherches expérimentales et cliniques. Thèse Paris 1900, n° 124.

des épidémies de l'une et de l'autre, tout en faisant remarquer que l'une et l'autre peuvent n'être que les manifestations localisées d'une même infection générale.

En dehors des relations plus ou moins bien établies de la méningite cérébro-spinale avec la pneumonie, avec la pneumococcie[1], on a signalé ses relations avec les fièvres éruptives, notamment avec la scarlatine (Laveran), et avec la grippe[2]. Il est possible que les fièvres éruptives ou la grippe à bacille de Pfeiffer ou la pneumococcie puissent n'agir qu'en favorisant l'infection par un méningocoque, mais il est possible aussi que ces diverses infections générales, comme du reste bien d'autres (streptococcie, staphylococcie, fièvre typhoïde), puissent, en quelque sorte individuellement, porter leurs coups sur les méninges et créer des méningites cérébro-spinales.

La solution de ces questions se poursuit grâce aux moyens d'investigation rendus possibles par la mise en pratique de la ponction lombaire.

Anatomie pathologique. — Les lésions ne diffèrent pas de celles rencontrées dans les méningites aiguës. Elles portent sur les méninges cérébrales et spinales ; au niveau du crâne, la base et la convexité peuvent être également intéressées ; au niveau du rachis, on note une prédilection de siège pour les renflements cervical et surtout lombaire et pour la partie postérieure de la moelle. Le système rachidien est en général plus régulièrement affecté que dans les

---

[1] Grasset ; Pneumococcie méningée. — Leçons de Clinique médicale, 2e série, pag. 196.

[2] Camiade : Considérations sur la méningite cérébro-spinale et particulièrement sur les récentes épidémies de Bayonne. Thèse Paris 1899.

Troisier ; Méningite cérébro-spinale d'origine grippale. Soc. méd. hôp., 7 février 1901.

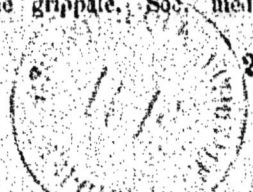

autres méningites. L'intensité des lésions est très variable, depuis la simple congestion dans les cas suraigus, encore que la formation du pus soit d'ordinaire très précoce, jusqu'à la production d'exsudats fibrineux ou purulents, parfois très épais, semblables à des crachats, à de l'albumine cuite ou à du beurre, en couche continue ou disséminés en îlots. Le processus inflammatoire méningé se propage fréquemment au tissu nerveux, et la méningite cérébro-spinale peut aller jusqu'à l'encéphalite ou la myélite purulentes.

Dans beaucoup de cas, on trouve des lésions du côté des autres organes : pneumonie, pleurésie ou plus fréquemment foyers de broncho-pneumonie.

La rate est habituellement volumineuse, et l'on signale parfois la tuméfaction des plaques de Peyer (Camuet).

Le liquide céphalo-rachidien peut rester clair, alors même qu'il existe sur la moelle des exsudats purulents ; c'est là un fait bien mis en évidence par Netter et qui montre que la limpidité d'un liquide obtenu par ponction lombaire constitue une donnée absolument insuffisante au point de vue diagnostique pour conclure à la nature de l'épanchement méningé. D'ordinaire, le liquide céphalo-rachidien est trouble, séro-purulent ou même complètement purulent. Le pus des méningites cérébro-spinales peut présenter des colorations variables : la couleur jaune verdâtre appartiendrait plutôt au pneumocoque, l'aspect gris jaunâtre au méningocoque ; dans ce dernier cas aussi, le pus serait souvent moins épais et moins abondant.

Bactériologie. — On peut trouver dans les méningites cérébro-spinales un grand nombre d'espèces microbiennes.

Netter, dans une statistique portant sur 46 cas (épidémie de Paris 1898), a trouvé le pneumocoque typique 11 fois, le streptocoque de Bonôme 13 fois, le diplocoque de Weichselbaum 12 fois, le streptocoque pyogène 7 fois, le staphylocoque doré 3 fois.

Les bacilles d'Eberth, d'Escherich, de Pfeiffer ont pu aussi être rencontrés, mais le pneumocoque de Talamon et le méningocoque de Weichselbaum doivent être considérés comme les facteurs habituels, fournissant à eux seuls plus de de 80 % des cas relevés dans les statistiques un peu longues.

La méningite cérébro-spinale peut être considérée bactériologiquement par un agent unique, ce qui est le cas habituel, mais peut aussi relever d'une association établie dès le début d'emblée et simultanément, ou pouvant s'établir au cours de la méningite cérébro-spinale en quelque sorte comme complication (faits de Simonin, Canuet, Sacquepée,[1] notre observation I).

Le pneumocoque se présente ordinairement dans la méningite cérébro-spinale sous les traits classiques du microbe de Talamon-Frænkel : diplocoques lancéolés et encapsulés, gardant le Gram, poussant sur bouillon ordinaire et sur agar en gouttes de rosée, donnant sur sérum de lapin jeune des colonies très riches, formées d'éléments diplococciques à grains ovoïdes nettement encapsulés, sans chaînettes, agglutinés par le sérum des infections expérimentales et humaines à pneumocoques (Bezançon et Griffon), tuant enfin la souris en 24 ou 18 heures par injection sous-cutanée.

Le pneumocoque pourrait aussi se présenter dans la méningite cérébro-spinale sous des traits moins purs, puisqu'on peut considérer comme une variété de pneumocoque le méningocoque de Bonôme, qui se présente sous forme de

---

[1] Sacquepée. Infections secondaires au cours des méningites cérébro-spinales Soc. méd. hop., 11 juillet 1902.

coques ovales ou arrondis, extracellulaires, isolés, en diplocoques ou en chaînettes à grains inégaux. Ce microorganisme pousse sur gélatine et donne, sur sérum de lapin
jeune des chaînettes agglomérées, à l'encontre du pneumocoque (Bezançon et Griffon [1]), mais Netter [2] a montré qu'il
est susceptible par la culture et les inoculations de faire
retour à la forme diplococcique lancéolée et encapsulée
typique, notamment par passages successifs à travers le rat
blanc.

Nous n'insistons pas sur les espèces banales, staphylocoques, streptocoques,... qui ne paraissent rien présenter
de particulier dans le milieu céphalo-rachidien.

Reste à envisager la question du méningocoque de Weich-
selbaum-Jaeger, considéré aujourd'hui par le plus grand
nombre comme une espèce microbienne à part [3], plus
fréquemment retrouvé depuis qu'on le recherche et qu'on le
connaît mieux et qui paraît devoir bénéficier d'un rôle de
plus en plus important dans la pathogénie de la méningite
cérébro-spinale épidémique, encore que l'on ne puisse en
faire son agent exclusif, spécifique.

Le méningocoque de Weichselbaum se montre dans le
pus sous forme surtout de diplocoques, mais aussi d'éléments
isolés, ou par groupes de quatre ; il est intra ou extra-cellu-
laire et le plus souvent l'un et l'autre. Les éléments peuvent
être à peu près arrondis, mais d'ordinaire ils affectent l'aspect de grains de café juxtaposés par leur face plane et
entourés par une auréole plutôt que par une capsule bien
nette.

---

[1] Bezançon et Griffon : Caractères distinctifs entre le méningocoque et le pneumocoque par la culture dans les sérums. Soc. méd. hôp, 9 déc. 1898.

[2] Netter : Bulletin médical, 15 mai 1898.

[3] Griffon : Méningite cérébro-spinale à méningocoques de Weichselbaum. Soc.
biol. 17 juin 1899.

Dans les cultures, cette auréole est encore moins apparente ; les éléments présentent des dimensions inégales et peuvent être groupés aussi en amas ou en chaînettes courtes formées de grains divisés. Décoloré ordinairement par le Gram (Weichselbaum, Goldschmidt, Furbringer), il peut cependant rester coloré (Jaeger, Kiefer).

Le méningocoque se caractérise en outre et se différencie des autres microorganismes, en particulier du pneumocoque, dont on a voulu longtemps le faire dériver, par les cultures et les inoculations.

Il pousse difficilement (ou même pas) sur bouillon ordinaire (trouble léger qui s'éclaircit laissant un dépôt pulvérulent) et sur gélose (goutte de rosée), mais s'y acclimate par passages successifs, habituellement ne coagule pas le lait dans lequel sa végétation est précaire, pourrait végéter sur gélatine à 22°. Son développement est favorisé sur sang gélosé et dans le sérum liquide du lapin jeune. Dans ce milieu, en particulier, il se distingue bien du pneumocoque en produisant moins de trouble, moins de dépôt et montrant des chaînettes plus ou moins isolées ou enchevêtrées mélangées aux diplocoques entourés d'une capsule moins nette et plus étroite. D'autre part, dans le sérum de sang humain normal, le méningocoque, contrairement au pneumocoque, est agglutiné spontanément chaînettes et amas, (Bezançon et Griffon) ; enfin il est peu pathogène pour les divers animaux : la souris résiste presque toujours à l'inoculation sous-cutanée et ne périt pas toujours à la suite d'injection intra-pleurale ou péritonéale (Cannet).

Le méningocoque de Weichselbaum se rapproche par beaucoup de traits du gonocoque de Neisser ; en tout cas il diffère du pneumocoque, et Chantemesse, en 1890, peut résumer les recherches présentées à la Société de biologie en disant : « il est acquis maintenant pour tout le monde que des cas de méningite cérébro-spinale sont produits par le méningocoque type de Weichselbaum, lequel n'a rien à voir avec le pneumocoque de Talamon. »

Il n'en est pas moins vrai que le méningocoque, quelle que soit l'importance qu'on semble devoir lui attribuer, ne peut être considéré à l'heure actuelle, comme l'agent exclusif, spécifique de la méningite cérébro-spinale.

Symptomatologie. — Le début se fait généralement en pleine santé, par des frissons, une fièvre élevée, de la céphalalgie, de la douleur de la nuque, de la rachialgie lombaire ou généralisée, de l'agitation parfois extrême. Dans certains cas cependant, on note des prodromes pendant une semaine ou deux sous forme de céphalée, de douleurs diffuses, de malaise général, de tristesse ou d'abattement.

Bien que le début, précédé ou non de prodromes, soit presque toujours brutal, on a signalé aussi quelquefois un début insidieux (Netter, Heubner) comme dans les méningites tuberculeuses.

La maladie une fois constituée, à sa période d'état, s'exprime par des vomissements, par une céphalalgie violente, avec paroxysmes terribles pouvant s'accompagner de gémissements et de cris hydrencéphaliques, par la douleur de la nuque et du dos, exaspérée par la pression et les mouvements, par de la raideur et de la contracture musculaires. La raideur de la nuque porte surtout la tête en arrière, la raideur du dos produit de l'opisthotonos et le corps prend ainsi une attitude soudée. On peut noter aussi des contractures de la mâchoire, des membres et même des muscles du tronc. Les soubresauts ou les mouvements convulsifs, plus particuliers aux enfants, traduisent le degré le plus élevé de la contracture.

Celle-ci, à un degré moins élevé, se marque par la résistance opposée aux mouvements de flexion et d'extension et en particulier par le signe de Kernig.

Le signe découvert en 1882 par Kernig et vulgarisé en France par Netter consiste en ce que, dans la position assise, les genoux se fléchissent et ne peuvent être étendus complètement, tandis que dans la position allongée l'extension est possible.

Cette impossibilité d'obtenir l'extension complète des genoux dans la position assise traduit une contracture de flexion. Netter[1] a montré toute la valeur diagnostique du signe de Kernig, qui existerait dans 90 % des cas de méningite cérébro-spinale non tuberculeuse et dans 70 % des cas de méningite tuberculeuse[2].

Son importance est telle qu'il peut suffire à faire reconnaître des formes frustes ou anormales. En tout cas, sa constatation (83,3 % pour l'ensemble des méningites cérébro-spinales d'après Netter) doit toujours appeler l'attention du côté des méninges, et sa persistance dans la convalescence peut permettre même un diagnostic rétrospectif. C'est, avec la raideur de la nuque, on peut dire le meilleur signe clinique. L'un et l'autre subissent les fluctuations de la maladie, s'atténuant avec la rémission, s'exagérant avec ses exacerbations.

La raideur de la nuque peut être remplacée en quelque sorte d'emblée par la paralysie, en particulier chez les enfants (Netter). D'une façon plus générale dans les périodes plus avancées de la maladie — l'excitation faisant place à la dépression — les contractures de la nuque, comme toutes les contractures du reste, sont souvent remplacées par des

---

[1] Netter : Progrès de l'épidémie de méningite cérébro-spinale en France. — Nouvelles constatations au sujet du signe de Kernig. Soc. méd. hôp. 31 mai 1900.

[2] Voir Roglet : Contribution à l'étude du signe de Kernig dans les méningites. à valeur diagnostique et seméiologique. Thèse Paris 1900 n° 311.

paralysies, et c'est ainsi qu'apparaissent les paralysies faciale, oculaire… de même que le délire (qui peut présenter tous les degrés), l'agitation (ordinairement très grande et parfois extrême), l'hyperesthésie cutanée (surtout marquée aux membres inférieurs), la photophobie, le myosis ou l'inégalité pupillaire arrivent à faire place à la stupeur, à l'insensibilité, à la mydriase, à la prostration — ces phénomènes d'excitation et de paralysie alternant bien souvent les uns avec les autres, et dans certains cas foudroyants le coma pouvant survenir d'emblée.

Dans la méningite cérébro-spinale, les vomissements sont de règle, mais habituellement ne persistent pas très longtemps. La constipation n'est pas constante ou n'est pas opiniâtre. La raie méningitique, la rétraction du ventre, l'attitude en chien de fusil, ne présentent rien de particulier à cette forme de méningite cérébro-spinale.

Au cours de celle-ci, on note fréquemment des éruptions cutanées, variables suivant les épidémies, morbilliformes, scarlatiniformes, ortiées, parfois pétéchiales, voire même rosées lenticulaires, mais le plus ordinairement herpétiques (herpès labial s'étendant fréquemment au menton, aux joues, aux oreilles, parfois même au tronc et aux membres) souvent symétriques (Evans) [1].

La respiration peut être plus ou moins troublée et la dyspnée se compliquer de Cheyne-Stokes et aboutir au coma asphyxique.

Le pouls est ralenti ou accéléré, surtout variable, quelquefois irrégulier, fréquemment en discordance avec la température.

La fièvre est au début très élevée avec ou sans rémissions et présente dans son ensemble de nombreuses irrégularités

[1] Evans, Zona dans la Méningite, Brit. Journ. of Dermat, mars 1900.

avec brusques reprises, véritables accès, et l'on peut dire qu'il n'y a guère de courbe thermique propre à la méningite cérébro-spinale, surtout pour les formes prolongées. Les urines, albumineuses ou non, restent abondantes.

Marche. Durée. Terminaisons. — La marche de l'affection varie suivant les cas; la période d'état peut ne durer que quelques heures : 10 à 12 heures, ou se prolonger 3 ou 4 jours. Quand la guérison se produit, la défervescence est en général lente et graduelle, et la maladie dure deux à trois semaines, mais souvent la convalescence est très longue, entrecoupée de retours offensifs et de rémissions successives, la maladie peut durer plusieurs mois (Netter[1], Billet[2]).

Dans les cas mortels, la durée habituelle est de cinq à dix jours : le malade, dans le délire avec carphologie, alternativement agité ou prostré à l'extrême, va s'affaiblissant; la langue se sèche; il y a rétention d'urine, incontinence des matières; la respiration s'embarrasse; le pouls devient incomptable, puis imperceptible; la température s'élève à 41°-43°; la cyanose se montre, et le malade meurt le plus souvent dans le coma, parfois après avoir présenté des attaques épileptiformes (Observation II de Dieulafoy[3]).

Variétés. — A côté de la forme habituelle cérébro-spinale, il y a des formes dans lesquelles ce sont, soit les accidents cérébraux, soit les accidents spinaux qui prédominent. A côté des formes foudroyantes, mortelles en quelques

[1] Netter : Un cas de méningite cérébro-spinale prolongé. Bons effets des ponctions lombaires pratiquées à 11 reprises. Modification du liquide. Soc. méd. des hôpit. 3 août 1899.

[2] Billet : Sur un cas isolé de méningite cérébro-spinale mortelle à forme prolongée. Soc. méd. hôpit. 31 mai 1900.

[3] Voir Boinet et Reybaud. Note sur un cas de méningite cérébro-spinale suppurée. Soc. méd. hôpit. 6 juin 1901.

heures, il y a des formes atténuées, légères ou abortives. A côté des types suraigus, aigus ou subaigus, il y a des types latents (notamment chez le vieillard), comme aussi des types frustes[1], ambulatoires[2], se manifestant sous la forme de simple malaise ou de mort subite. On décrit encore une forme typhique avec diarrhée rappelant la dothiénentérie, une forme purpurique ou pétéchiale rappelant le typhus exanthématique ou bien encore une forme intermittente...

Complications. — La méningite cérébro-spinale peut présenter quelques complications, se montrant surtout quand la durée de la maladie est assez longue pour permettre leur manifestation. Les reins et le foie sont le moins souvent atteints ; la myocardite est rare ; les péricardites et les pleurésies peuvent se montrer en tant que localisations de la maladie infectieuse générale, parfois cependant, sous la dépendance d'un microorganisme associé comme dans l'observation 1 de Canuet : méningite cérébro-spinale à méningocoques avec pleurésie purulente à staphylocoques retrouvés dans le sang.

Plus fréquentes et plus particulières à la méningite cérébro-spinale sont les complications pneumoniques — pouvant se montrer avant, pendant ou après l'évolution méningée, et au niveau desquelles on a pu retrouver les mêmes éléments microbiens que dans l'exsudat méningé —, les complications articulaires, oculaires ou auriculaires. Les arthropathies, qui

[1] Pinault : Formes frustes de la méningite cérébro-spinale dite épidémique. Thèse Paris 1901 n° 450.

[2] De la forme ambulatoire des méningites bactériennes. Presse méd. 1901 n° 61.

Apert et Griffon : Méningite cérébro-spinale à forme ambulatoire. Guérison. Étude cytologique. Bulletin de la Soc. méd. hôpitaux, Paris 1901, p. 801.

Sicard et Brecy : Méningite cérébro-spinale ambulatoire curable. Cytologie du liquide céphalorachidien, Soc. méd. hôp. 1901 25 avril.

d'après Osler, s'observent dans 1/10 des cas, sont en général multiples, intenses, mais passagères, siègent au niveau des grandes articulations, genoux surtout, et rappellent alors une poussée rhumatismale; mais elles peuvent aussi être suppurées comme les otites, nécessiter des interventions chirurgicales et entraîner des troubles permanents fonctionnels. Netter, Frentz, ont pu retrouver le méningocoque dans l'épanchement intra-articulaire; dans les suppurations de l'oreille on aurait plutôt affaire au streptocoque et au pneumocoque [1].

Nous terminerons ce qui a trait aux complications et à l'évolution en indiquant qu'après la guérison peuvent s'observer parfois des séquelles [2] sous forme de paralysies, contractures, faiblesse intellectuelle, névrite optique, surdité, hydrocéphalie et même poliomyélite [3].

Pronostic. — Le pronostic de la méningite cérébro-spinale est très grave dans son ensemble, mais nullement fatal. Les anciennes statistiques accusaient 60 % de mortalité, et dans certaines épidémies on a noté jusqu'à 90 %. Dans l'épidémie de Bayonne de 1896-97 relatée par Geschwind[4], on trouve 50 %[4]. Actuellement, d'après les recherches de Netter, on peut admettre le chiffre de 33 %. D'une façon générale la guérison serait plus commune à la fin qu'au commencement

[1] Stanculeanu et Nattan Larrier : Méningite cérébro-spinale consécutive à une otite à pneumocoques. Progrès médical 7 septembre 1901.

[2] Antony : Des suites de la méningite cérébro-spinale. Soc. méd. hôp. 4. avril 1901.

Chauffard : Des suites éloignées des méningites cérébro spinales aiguës. Soc. méd. hôp., 28 mars 1901.

[3] Raymond et Sicard : Méningite cérébro-spinale à forme de paralysie infantile. Rev. neurol. 1902 n° 8.

[4] Geschwind : Recherches et observations épidémiologiques sur la méningite cérébro-spinale. Arch. de méd. et de pharm. milit., 1898, XXXIII.

des épidémies, et la gravité plus grande chez les jeunes
enfants. Les convulsions, la petitesse et l'irrégularité du
pouls, la persistance des vomissements, ont été donnés à juste
titre comme signes de fâcheux augure, mais l'on peut dire
qu'aucun signe pris en particulier ne peut faire prévoir la
terminaison de la maladie. Le degré de limpidité ou de
louche du liquide céphalo-rachidien ne comporte pas non
plus une indication pronostique certaine : des méningitiques
à liquide purulent guérissent tandis que d'autres à liquide
clair succombent (Erik Faber [1]).

De même, l'examen du sang décelant presque toujours un
certain degré de leucocytose (Flexner et Baker, Osler), ne
donne pas de renseignement pronostique particulier.

Quoi qu'il en soit, le pronostic des méningites cérébro-
spinales dites épidémiques paraît être moins grave que celui
des autres méningites suppurées (Concetti), et il semble se
confirmer que la méningite cérébro-spinale à méningocoques
serait moins grave que celle à pneumocoques.

Diagnostic. — Le diagnostic de la méningite cérébro-
spinale comporte plusieurs degrés.

Symptomatiquement, il faut différencier la méningite
cérébro-spinale du tétanos, (obs. de Leroux et Viollet) [2], de
la grippe à forme nerveuse, de la fièvre typhoïde ataxo-
adynamique (obs. de Rendu) — forme méningitique de la
fièvre typhoïde [3], autrefois décrite par Fritz, et méningite
cérébro-spinale à forme typhoïde ; encore faut-il se rappeler

[1] Erik Faber : Hospitalstid 1899.

[2] Leroux et Viollet : Presse médicale, 1898, n° 105.

[3] Dopter : Sur un cas de fièvre typhoïde avec phénomènes méningés, Ponction
lombaire. Cytodiagnostic négatif. Soc. méd. hôp, 21 février 1902.

Grenet : Fièvre typhoïde à symptômes spinaux. Soc. méd. hôp, 11 avril 1902.

la coexistence possible, comme dans l'observation de Netter, où, indépendamment des lésions classiques de la fièvre typhoïde, existait une méningite cérébro-spinale dans laquelle on trouva associés le bacille d'Eberth et le staphylocoque [1].

Il faut encore différencier la méningite cérébro-spinale du rhumatisme articulaire aigu (Gaillard [2], Merklen) de la pneumonie à forme cérébrale (Rendu) — pneumonie avec méningite ou pseudoméningite ; méningite à pneumocoques compliquant une pneumonie ou méningite cérébro-spinale méningococcique compliquée de pneumonie, sans oublier de penser, le cas échéant, au mal de Pott, aux mastoïdites, à l'hémorragie cérébrale [3], à l'urémie ou à l'hystérie [4], comme aussi à la syphilis cérébro-spinale [5].

Le diagnostic peut être relativement facile ou très difficile ; c'est le groupement des symptômes qui permet le diagnostic. Parmi ceux-ci le signe de Kernig apparaît comme le plus important. A lui seul, il ne suffit pas à poser un diagnostic absolument sûr, mais c'est un « signe d'orientation » (Kernig) de premier ordre, en ce qu'il indique une irritation ou une lésion méningée spinale.

[1] Netter : Soc. méd. hôp. 22 juillet 1898.

[2] Gaillard : Soc. méd. hôp. 20 mai 1898.

[3] Moizard et Bacaloglu : Hémorragie méningée sous-arachnoïdienne ; symptômes de méningite cérébro-spinale. Soc. anat. 1900, p. 969.

[4] Simonin : Pseudoméningite hystérique, suivie de troubles moteurs sensitifs et psychiques. Soc méd hôp., 18 juillet 1901.

[5] Widal et le Sourd : Méningite aiguë. Guérison par le traitement antisyphilitique malgré l'absence d'antécédents et de stigmates syphilitiques. Liquide céphalorachidien riche en lymphocytes et sans virulence pour le cobaye. Soc. méd. hôp., 21 févr. 1902.

Voir aussi Milian, Crouzon : La céphalée syphilitique éclairée par la ponction lombaire. Soc. méd. hôp., 1902, 14 février.

Debove : Méningite cérébro-spinale syphilitique. Gazet. hebd. 15 sept. 1901.

La présence du méningocoque dans les fosses nasales est loin d'être constante (Netter) et peut s'observer chez des individus sains. L'examen du sang donne une leucocytose (polynucléaires et neutrophiles) qui n'a rien de spécial ; peut révéler le méningocoque (Netter), mais cette recherche est des plus aléatoires.

En réalité, le seul moyen de pouvoir affirmer que l'on se trouve en présence d'une méningite cérébro-spinale est fourni par la ponction lombaire.

Ponction lombaire et Cytodiagnostic. — La ponction lombaire, proposée par Quincke, en 1890, en vue de soustraire du liquide céphalo-rachidien en hypertension, est certainement le moyen diagnostique le plus précieux et le plus sûr que nous possédions.

La ponction est pratiquée entre la 3e et la 4e vertèbre lombaire ou, à l'instar de Chipault, dans l'espace qui sépare la 5e lombaire de la 1re sacrée (ponction lombo-sacrée correspondant au réservoir céphalo-rachidien). On évitera tout accident en laissant s'écouler naturellement le liquide céphalo rachidien goutte à goutte sans recourir à l'aspiration. Il est préférable aussi de ponctionner les malades dans la position allongée, Kronig ayant montré que, chez un sujet couché sur le côté, la pression du liquide céphalo-rachidien était de 125 millim. au lieu que, dans la position assise, elle était de 410. Ce qu'il importe, pour éviter tout accident, c'est de ne pas faire de décompression brusque ; on peut alors retirer, sans le moindre inconvénient, non seulement les quelques gouttes qui suffiraient pour le diagnostic, mais encore des quantités considérables 25, 50, 100 centim. cubes et plus de liquide, quand on utilise la ponction lombaire à fins thérapeutiques (faits de Netter. — notre observation I).

Dans les méningites cérébro-spinales, le liquide céphalo-rachidien qui s'écoule par l'aiguille a perdu d'ordinaire sa limpidité; il est louche, séro-purulent et renferme une quantité d'albumine plus considérable, mais le simple aspect ne donne encore que des renseignements insuffisants, attendu qu'un liquide clair n'entraîne pas la certitude de l'absence de méningite, même suppurée (Netter). Dans le cas de méningite cérébro-spinale tuberculeuse en particulier, le liquide sort souvent très clair, et ce n'est que par une centrifugation soutenue que l'on arrive à avoir un léger dépôt.

Les dépôts examinés après centrifugation, étalés sur lames, fixés à l'alcool éther ou sur la platine chauffante et colorés, soit à la thionine, soit au bleu de Unna, soit, qui mieux est, à l'hématéine-éosine ou au liquide d'Ehrlich (suivant la pratique de Widal et Ravaut), donnent de très belles préparations d'éléments leucocytaires qui indiquent la nature du processus méningé.

Alors que dans le liquide céphalo-rachidien normal il n'y a pour ainsi dire pas d'éléments cellulaires, dans le liquide des méningites cérébro-spinales ces éléments abondent.

Au cas de méningite cérébro-spinale tuberculeuse pure, la formule est lymphocytaire. [1]

Au cas de méningite cérébro-spinale aiguë non tuberculeuse, la formule est polynucléaire.

Les réactions leucocytaires, sans être exclusivement lymphocytaire ou polynucléaire, sont essentiellement l'une ou l'autre suivant le cas, c'est-à-dire d'une façon très prédominante, lymphocytaire quand la tuberculose est en jeu, polynucléaire quand il s'agit d'une autre infection, en sorte

[1] Widal, Sicard, Ravaut : Cytodiagnostic de la méningite tuberculeuse. Presse méd., 1900, n° 86. Soc. biol. 13 oct. 1900.

Widal : Cytodiagnostic des méningites. Soc. biol., janvier 1901.

que leur signification dans chaque cas est particulièrement expressive.

Par la ponction lombaire on arrive ainsi 1° à reconnaître ou dépister la méningite, 2° à savoir si la méningite est ou non tuberculeuse. Ce second temps du diagnostic a une importance diagnostique capitale, puisque la méningite cérébro-spinale non tuberculeuse peut guérir dans plus de la moitié des cas. Or, la clinique peut être impuissante à distinguer la méningite cérébro-spinale infectieuse générale de la méningite tuberculeuse, qui peut revêtir, surtout chez l'adulte, les formes les plus variées, comme l'a montré Chantemesse.

La méningite cérébro-spinale tuberculeuse est lympho-cytaire; la méningite cérébro-spinale non tuberculeuse est polynucléaire. Mais encore cette formule générale ne doit-elle pas faire oublier les modifications qu'elle est suscepti-ble de subir dans certains cas et à certains moments. Dans les cas d'association du bacille de Koch avec un autre micro organisme, méningocoque ou staphylocoque, par exemple, il est à présumer (comme il apparaît dans notre observation III) que la méningite tuberculeuse infectée se traduira par une réaction en quelque sorte combinée, laquelle pourra, le cas échéant, offrir une interprétation malaisée.

D'autre part, dans la méningite cérébro-spinale dite épi-démique, on constate, au point de vue cytologique, qu'à mesure que la maladie s'efface ou s'atténue, aux moments des rémissions et surtout de la guérison[1], le nombre des poly-nucléaires diminue, tandis que la proportion des lymphocytes augmente, au point que la formule leucocytaire peut arriver

[1] Labbé et Castaigne : Examen du liquide céphalorachidien dans deux cas de méningite cérébro-spinale terminés par guérison. Soc. méd. hôp., 4 et 25 avril 1901.

à être inversée — en sorte que, si l'examen cytologique permet
de suivre, par le changement des éléments leucocytiques, les
progrès de la maladie [1], encore ne faudrait-il pas interpréter
dans le sens de la tuberculose une réaction lymphocytaire,
de guérison ou de chronicité ayant remplacé une réaction
polynucléaire d'infection aiguë, qui n'aurait pas été recher-
chée.

Enfin il faut aussi savoir qu'en dehors de l'infection, les
poussées congestives du côté des méninges peuvent
s'accompagner de réaction polynucléaire, comme Widal [2]
vient de le montrer à propos des épisodes aigus de la paralysie générale, et d'autre part que l'inflammation ou la
simple irritation chronique des méninges [3] s'accompagne
d'une réaction lymphocytaire (tabes, paralysie générale,
méningite chronique, syphilitique, alcoolique...). Il faut
connaître tous ces faits pour pouvoir interpréter comme il
convient la lecture des préparations ; il faut aussi rapprocher
les résultats cytologiques de l'évolution clinique, les com-
pléter par la recherche des agents microbiens.

On inocule le liquide céphalo-rachidien sous la peau d'une
souris (pneumocoque), d'un cobaye (bacille de Koch) à
l'oreille du lapin (streptocoque) etc... On fait des cultures
sur milieux ordinaires, sur agar glycériné, sur sérum de
lapin, sur sang gélosé, et l'on arrive alors, après avoir caractérisé l'agent microbien en cause, à la possession du diagnostic complet.

Dans certains cas cependant, quand il s'agit de méningo-

[1] Voir Wolf : Des éléments de diagnostic tirés de la ponction lombaire. Thèse
Paris 1901 n° 669.

[2] Widal : Polynucléose du liquide céphalo-rachidien au cours des poussées
congestives de la paralysie générale. Soc. méd. hôp, 4 juillet 1902.

[3] Widal, Sicard et Ravaut. Cytologie du liquide céphalorachidien au cours de
quelques processus méningés chroniques. Soc. méd. hôp., 24 janvier 1901.

coque par exemple, les cultures et les inoculations restent
stériles ; en pareil cas, c'est évidemment le cytodiagnostic
qui donne la clef du problème, encore faut-il toujours rechercher sur les préparations les microbes incriminés. Si le
bacille de Koch n'est pas constant dans les dépôts, il peut
y être retrouvé ; en tout cas, les autres microorganismes
peuvent l'être plus facilement, et l'examen direct peut ainsi
montrer, à côté ou dans les leucocytes qui indiquent une
réaction, l'agent microbien cause de cette réaction.

D'autre part, les recherches de Widal, Sicard, Monod[1] et
Griffon[2] ont montré que, dans la méningite cérébro-spinale
non tuberculeuse, les méninges ne permettent pas le passage dans le liquide céphalorachidien de l'iodure ingéré,
tandis qu'au cas de méningite cérébro-spinale tuberculeuse
l'iodure passe et peut y être facilement retrouvé. La perméabilité ou l'imperméabilité, suivant les cas, des méninges à
l'iodure constituent ainsi encore des éléments diagnostiques
intéressants.

La cryoscopie[3] ne donne pas de grands résultats au point
de vue diagnostique, l'hypotonie pouvant s'observer dans
les méningites autres que tuberculeuses.

Traitement. — La ponction lombaire offre un intérêt
diagnostique et pronostique indiscutable. Mais elle pourrait
encore présenter une utilité thérapeutique appréciable[4].

[1] Widal, Sicard, Monod ; Perméabilité méningée à l'iodure de potassium au
cours de la méningite tubercul. Soc. biol., 3 nov. 1900.

[2] Griffon; Imperméabilité des méninges à l'iodure de potassium dans la méningite
cérébro-spinale à méningocoques. Soc. biol., 29 mars 1901.

[3] Widal, Sicard, Ravaut ; Cryoscopie du liquide céphalo-rachidien (application
à l'étude des méningites. Soc. biol., 30 octobre 1900).

[4] Pellagot ; Des résultats thérapeutiques obtenus par la ponction lombaire dans
différentes affections. Thèse Paris 1902, no 179 ;

D'après le professeur Hutinel, « la ponction lombaire est dans beaucoup de cas presque indispensable ; elle diminue l'intensité des accidents, elle semble abréger la durée de la maladie et elle rend plus rares les suites fâcheuses. En tout cas, elle soulage le malade, elle diminue la céphalalgie, fait cesser momentanément les convulsions et même le coma ; mais ces bons effets ne durent pas longtemps, et l'opération doit souvent être répétée plusieurs fois. C'est dans la méningite cérébro-spinale qu'elle est le plus indiquée. » Nos observations I et II indiquent assez bien leur action favorable.

Il faut reconnaître cependant que la valeur thérapeutique des ponctions lombaires ne s'impose pas encore avec assez de certitude pour être érigée en méthode thérapeutique définitive. Il est certain que ses avantages paraissent s'affirmer : elle combat l'hypertension; elle peut soustraire une quantité appréciable de sérosité infectieuse. Toutefois on ne saurait manœuvrer avec trop de prudence, se souvenant des quelques observations malheureuses publiées[1]. Nous avons vu qu'on pouvait soustraire des quantités considérables de liquide céphalo-rachidien, 70, 100 cc. à chaque ponction, mais au moins faut-il avoir la précaution de retirer très lentement le liquide, le malade étant de préférence allongé sur le côté.

Si l'accord n'est pas encore fait sur l'utilité évidente de la ponction lombaire au point de vue thérapeutique, on peut se considérer au moins comme autorisé à retirer les quelques centimètres cubes qui suffisent à établir le diagnostic et, dans une certaine mesure, le pronostic.

Blavot : Traitement des méningites cérébro-spinales. Bains chauds et ponction lombaire. Thèse Paris, 1902, n° 181 ;

Netter : Curabilité de la méningite cérébro-spinale suppurée. Bons effets des bains chauds à 38°. Utilité des ponctions lombaires. Soc. méd. hôp. 11 mai 1900.

[1] Milian : Les accidents de la ponction lombaire et les moyens de les éviter. Semaine médicale 1902 n° 25.

En dehors de la question des ponctions lombaires répétées, le traitement des méningites cérébro-spinales aiguës comporte pratiquement des moyens d'une efficacité reconnue.

Sans parler du traitement commun des méningites par les révulsifs et les dérivatifs (vésicatoire, calotte de glace, sinapisation), les résolutifs (iodure), les calmants (opiacés, chloral, bromure), les émissions sanguines locales (sangsues, ventouses) ou même générales (saignée), la quinine ou l'antipyrine, tous moyens sans doute utiles mais insuffisants, le traitement des méningites cérébro-spinales aiguës comporte avant tout l'emploi des bains chauds et auxiliairement des injections salées.

Les bains chauds de 37 à 40° (de un à trois par jour pendant 10 à 15 minutes) sont considérés depuis Aufrecht et par tous comme la meilleure méthode thérapeutique à instituer.

Les injections salées abondantes, sous-cutanées (500 à 1000 gr.) ou même intraveineuses (1000 à 2000 gr.) quand les phénomènes d'infection générale sont particulièrement marqués, sont également d'un précieux secours thérapeutique[1]. Les injections sous-cutanées de sublimé (0 gr. 005 à 0,01 cgr.), pratiquées surtout en Italie, auraient également fourni des succès.

En somme, la médication antiinfectieuse sous forme d'injections salées et de bains chauds doit être tenue comme particulièrement opportune et efficace.

Enfin, bien que la contagion puisse être considérée somme toute comme bien rare, on ne saurait assez mettre en usage les mesures prophylactiques de rigueur.

---

[1] Bosc et Vedel. — Étude clinique des injections intraveineuses et sous-cutanées d'eau salée dans le traitement des infections et des intoxications. — Rev. de méd., 1897 et 1898.

Observation Première.

(Communiquée par M. le docteur Morès, médecin principal).

E..., jeune sergent au 2ᵐᵉ génie, entre le 9 mai 1901 à 11 heures du soir, à l'hôpital Suburbain, salle Tissié n° 19.

Antécédents personnels. — Fluxion de poitrine à 12 ans ; rougeole avec bronchite il y a deux ans ; enfin, il y a un mois, E... a été soigné pour une grippe avec congestion pulmonaire, d'une durée de 10 jours avec température maximum de 38°,6 dans les premiers jours.

Antécédents héréditaires. — Le père est diabétique, la mère et deux sœurs sont en bonne santé.

Début de la maladie. — Le 7 mai à 10 heures du soir, le malade est pris de frissons, de vomissements et de céphalalgie avec une température de 40°.

Le lendemain matin, la température tombe à 38°,3, chute à midi à 36°,5 et remonte le soir à 40°, en même temps que la céphalalgie est devenue très violente.

9 mai. — Température du matin 38°,7. Epistaxis. On donne une purgation, après laquelle le malade, qui souffrait du ventre, se trouve calmé. Le soir à 8 heures, température de 39°,9, une heure après 37°,2. A ce moment, le malade entre à l'hôpital.

Etat actuel : 10 mai. La céphalalgie est des plus vives, diffuse, avec paroxysmes intolérables. Douleur dans les lombes et dans les membres inférieurs.

Temp., 39°,3. Pouls, 80, légèrement irrégulier. Raideur de la nuque et du tronc. Signe de Kernig très net. Réflexes rotuliens exagérés des deux côtés, pas de convulsions, pas d'hyperesthésie, pas de troubles sphinctériens, pas d'éruption, ni délire, ni vomissements. Les pupilles sont rétrécies, sans photophobie, ni strabisme. Déglutition aisée : pas de trismus, pas de modifications des mouvements respiratoires.

Les urines renferment de l'albumine non rétractile.

On fait une injection hypodermique de quinine (1 gram.) et de morphine (0,02 centigrammes).

Ponction lombaire à cinq heures du soir : On retire 20 cc. d'un liquide séropurulent qui s'écoule goutte à goutte qui est ensemencé et qui par centrifugation donne un dépôt de pus jaune-grisâtre abondant, constitué histologiquement par une nappe serrée de leucocytes presque exclusivement polynucléaires. L'examen, la culture et l'inoculation ont montré que l'on avait affaire au méningocoque de Weichselbaum [1].

Le soir : Temp., 39°,3. Pouls, 68, avec quelques irrégularités.

Respiration normale. Injection de quinine (1 gram.) et de morphine (0,01 cgr.).

11. Temp., 37°,7. Pouls, 68. La céphalalgie a diminué ; la rachialgie, la raideur des muscles de la nuque et du dos, le signe de Kernig et le myosis persistent. Les réflexes rotuliens sont abolis, la respiration régulière, l'urination naturelle ; pas de selles depuis l'entrée. On continue les injections de quinine et de morphine ; de plus, on prescrit un lavement et des ventouses scarifiées à la région lombaire.

Le soir : Temp., 38°,1. Pouls, 80. Le malade est assez calme, mais dans la nuit la céphalalgie reparait accompagnée d'un léger délire. Pouls, 104.

12. Temp., 39°,3. Pouls, 68 (position allongée), 82 (position assise). La douleur persiste à la tête, au rachis et aux membres inférieurs. Le signe de Kernig est toujours très net, ainsi que la raideur de nuque, les réflexes rotuliens restent abolis. On note de l'hyperesthésie et de la photophobie.

Deuxième ponction lombaire. — On retire 45 cc. d'un liquide également trouble qui s'écoule goutte à goutte, et dont le dépôt plus abondant encore est constitué toujours presque exclusivement par des polynucléaires : à signaler de la douleur aux tempes pendant la ponction. On continue les injections de quinine et de morphine, et l'on prescrit trois bains chauds à 40° d'un quart d'heure de durée et 1 gr. d'iodure de potassium.

Le soir : temp., 39°,5. Pouls, 80. Respiration, 24. La céphalalgie est très pénible ; photophobie, myosis, subdélire.

13. Temp., 39°. Pouls, 72, dicrote. Le délire a cessé et l'intelli-

[1] Le détail des recherches bactériologiques et cytologiques se trouvera exposé dans les réflexions qui font suite à l'observation clinique.

gence est intacte, mais la céphalalgie reparaît dès que l'action de la morphine s'épuise ; la photophobie est très accentuée ; ébauche du trismus sans gêne de la déglutition ; les urines ne renferment plus d'albumine. On supprime la quinine, mais les bains chauds et l'iodure sont continués, et l'on pratique une saignée de 450 gr. suivie d'une injection sous-cutanée d'un litre d'eau salée.

Le soir : temp., 38°,1. Pouls, 76. Respiration, 20. État relativement calme, interrompu cependant par quelques paroxysmes douloureux.

14. Temp., 38°,7. Pouls, 96, dicrote. La respiration, jusque-là régulière, présente quelques pauses respiratoires. La céphalalgie est diminuée, mais la rachialgie est toujours très vive. Pas de vomissements, ni de constipation opiniâtre ; la raie méningitique est lente à se produire, mais persistante ; l'ébauche du trismus a cédé ; la photophobie et le myosis sont moins marqués. Urines : 1,800 cc, sans albumine. L'injection de sérum et l'iodure sont continués ; les bains sont donnés toutes les quatre heures à 35°, refroidis jusqu'à 24°.

Le soir : temp., 38°,7. Pouls, 116, petit. Respiration normale. Le malade est agité, en proie à un léger délire hallucinatoire accompagné de bâillements et de douleurs de tête. Affusions froides sur la tête.

15. Temp., 37°,4. Pouls, 112, petit, régulier. Tension, 10. Respiration un peu irrégulière. Euphorie contrastant avec les gémissements et l'agitation ; toujours raideur de la nuque et du dos ; hyperesthésie ; réapparition des réflexes rotuliens ; pas d'éruptions, pas d'herpès labial. Urines, 2.800 cc. Injection de sérum, bains et iodure.

Le soir : temp., 39°,1. Pouls, 112. Respirat. 32. Accalmie.

16. Temp., 37°,7. Pouls, 84, dicrote. Pauses respiratoires. Céphalalgie, délire, quelques nausées. Les pupilles sont plutôt dilatées. Urines, 1,800 cc. On supprime l'iodure, dont le goût incommode le malade.

Le soir : temp., 39°,3. Pouls, 96. Respirat., 28. Le malade est plus calme ; il peut tourner la tête, la raideur de la nuque ayant fini par céder ; la photophobie a disparu et l'on note une selle spontanée.

17. Temp., 38°,8. Pouls, 88, très dicrote. Tension, 11. Améliora-

tion notable : les mouvements du cou sont libres ; les yeux ouverts supportent la lumière ; les pupilles, moyennement dilatées, réagissent bien ; la céphalalgie a presque disparu ; la lucidité d'esprit est parfaite, mais la rachialgie persiste ainsi que l'hyperesthésie ; les réflexes rotuliens sont exagérés. Urines, 2,500 cc. Densité, 1,018. Réaction, acaline. Urée, 25,8 par litre (soit 64 gr. 50 par 24 heures). Sucre : néant. Albumine : traces. Dépôt puriforme (?).

On continue les bains à 34°, mais non refroidis, et les injections de sérum.

Troisième ponction lombaire. — On retire 7 cc. d'un liquide dont la constitution du dépôt est toujours la même. A noter que le liquide céphalo-rachidien ne renferme pas d'iodure.

Le soir : temp., 38°,6. Pouls, 88, régulier. Respirat., 28, régulière.

18. Temp., 37°,3. Pouls, 84. Respirat., 24.

Urines, 3700 cc., avec pollakiurie ; état général relativement satisfaisant ; une selle spontanée. Dans la journée, la céphalalgie et la rachialgie reprennent ; les mouvements de la nuque restent libres, il n'y a plus ni photophobie, ni myosis, mais le signe de Kernig persiste, ainsi que l'hyperesthésie et l'exagération des réflexes rotuliens.

Le soir : temp., 38°,9. Pouls, 92. Quelques cauchemars.

19. Temp., 36°,8. Pouls, 80. Respiration régulière. Urines, 2500 cc. Le malade est calme ; persistance du Kernig et de la raideur du dos, tandis que la nuque reste libre. On supprime les bains et l'injection de sérum, et l'on donne 2 gr. d'antipyrine.

Le soir : temp., 39°,3. Pouls, 96. Respiration, 20.

Le malade urine, toutes les heures, une centaine de grammes chaque fois ; le dépôt des urines est abondant et floconneux.

20. Temp., 36°,6. Pouls, 88. Respiration calme. Urines, 3400 cc (100 à 150 gr. chaque fois). Sommeil calme ; sueurs abondantes et nocturnes. Antipyrine, 2 gr.

Le soir : temp., 39°,4. Pouls, 104. Respirat., 22. A un moment, le malade est pris de céphalalgie avec tremblement généralisé et claquement des dents pendant 5 minutes environ : inhalations d'éther.

21. Temp., 37°,8 à 6 heures du matin ; à 8 heures, frisson, tremblement : temp., 40°,4. Urines, 3300 cc. Le genou droit est

douloureux; persistance de la raideur du dos. Injection de quinine.

Le soir: temp., 38°3. Pouls, 92. Respiration, 20. Deux selles; pas de sueurs.

22. A 5 heures du matin : temp., 37°,8; à 5 heures et demie, frissons; à 8 heures : temp., 40°; vers 9 heures, sueurs. Urines, 3200 c.c. Dilatation pupillaire un peu plus marquée à droite qu'à gauche; persistance de l'hyperesthésie, de la raideur du dos. Le signe de Kernig est moins accentué qu'au début. Le genou droit est douloureux, rouge, chaud, tuméfié, sans perception d'épanchement intra-articulaire. Les mictions sont moins fréquentes. On continue l'antipyrine et les injections de quinine.

Le soir: temp., 38°,2. Pouls, 80, plein, régulier. Le malade se trouve bien.

23. Temp., 39°,6. Pouls, 96. Urines, 4000 cc., toujours avec dépôt. Douleur dans l'épaule droite et dans les deux genoux : le genou gauche est un peu empâté; le genou droit toujours chaud et tuméfié, mais la rougeur a disparu, et l'on ne perçoit toujours pas d'épanchement articulaire. Sueurs abondantes vers midi.

Le soir: temp., 37°,9 Pouls, 92.

24. Temp., 38°,8. Pouls, 92. Urines, 2500 cc. Le malade n'a pas eu de frissons. La tuméfaction du genou droit a disparu; il reste simplement un peu douloureux, ainsi que le genou gauche et l'épaule droite. L'état cérébral est excellent.

Quatrième ponction lombaire. — On retire 50 cc. d'un liquide un peu moins trouble que celui de la troisième ponction : le malade accuse de la douleur de tête pendant la ponction. Le culot du liquide centrifugé montre toujours une formule polynucléaire, mais avec une légère diminution des polynucléaires par rapport aux lymphocytes.

Le soir, temp. : 37°,8. Pouls, 96. Continuation du traitement.

25. Temp., 37°,8. Pouls, 92. Urines, 2700 cc., toujours avec dépôt puriforme. Les douleurs articulaires sont diminuées, mais le genou droit reste empâté.

Le soir: temp., 37°,5. Pouls, 88. On continue la quinine.

26. Temp., 37°,2. Pouls, 88. Urines, 2500 cc. Douleur au niveau du cou-de-pied gauche.

Le soir: temp., 39°,3. Pouls, 100.

27. Temp., 36. Pouls, 88. Urines, 2100 cc. A 5 heures du soir : temp., 39°,6. Pouls, 104. A 7 heures : pouls, 92 ; vomissements, délire et à 11 heures du soir : pouls, 56.

28. Temp., 37°,4. Pouls, 64. Urines, 2000 cc. Le délire et les vomissements ont cessé pendant la nuit ; les injections de quinine sont continuées et l'on revient aux injections de sérum.

Le soir, à 5 heures : temp., 36°,7. Pouls, 72. A 8 heures : temp., 39°. Sueurs pendant la nuit.

29. Temp., 37°,9. Pouls, 68. Tension, 11. Urines, 3500 cc. Les mictions sont reconnues alternativement claires ou troubles. Le malade est calme.

Le soir : temp., 35°,6. Pouls, 64. Quinine et sérum.

30. A 5 heures du matin : temp., 39°,5. Pouls, 92. Urines, 2300 cc., toujours avec dépôt, mais sans albumine. Au réveil, bâillements, nausées et vomissements. A 10 heures : temp., 38°,4. Pouls, 80. On fait une prise de sang dans la veine du pli du coude. Ensemencement : staphylocoque ; pas de bacille d'Eberth.

Le soir : temp., 36°,3. Pouls, 68. Sueurs abondantes.

31. Temp., 36°,5. Pouls, 80. Urines, 4000 cc. — A 11 heures : accès de fièvre et vomissement.

Le soir : temp., 38°. Pouls, 72. Le signe de Kernig persiste, mais moins prononcé ; injection de quinine ; pas de sérum.

1er Juin. Temp., 35°,7. Pouls, 80. Urines, 3500 cc. Densité, 1008. Réaction, alcaline. Urée, 9 gr. 29 par litre, soit 32 gr. 23 par vingt-quatre heures. Sucre, néant. Albumine, traces. Dépôt purulent.

On supprime la quinine, comme le sérum ; l'on prescrit des cachets de salol et de benzoate de soude, et l'on commence une légère alimentation en dehors des accès.

Le soir : temp., 36°,1. Pouls, 92. Le malade a bien supporté les premiers essais d'alimentation.

2. Temp., 35°,8. Urines, 1300 cc. Vomissements bilieux ; céphalalgie, frissons, tremblements. La quinine est reprise en cachets.

Le soir : temp., 38°. Pouls, 92. Le malade est encore dans son accès du matin.

3. Temp., 36°,1. Pouls, 92. Urines (troubles), 2700 cc. Un peu de muguet. Le soir : temp., 38°,1. Pouls, 96.

4. Temp., 37°,7. Pouls, 76. Urines (claires), 1500 cc.

Le soir : temp., 37°,7. Pouls, 80. On continue les cachets de quinine, de salol et benzoate de soude.

5. Temp., 35°,9. Pouls, 84. Urines, 2,500 cc. dépôt. Persistance du Kernig; hyperesthésie. Inégalité pupillaire : la pupille droite est plus dilatée que la gauche. Muguet.

Cinquième ponction lombaire. — On ne retire que quelques gouttes. Le soir : temp., 36°,8. Pouls, 80.

6. Temp., 37°,1. Pouls, 96. Urines, 1,500 cc. avec dépôt plus abondant. Accès de fièvre avec agitation, délire, contraction des membres. Temp., à 10 heures du matin, 39°. Le soir, 38°. Pouls, 134. Pendant cet accès de fièvre, qui a duré huit heures, le malade n'a pas uriné et la percussion indique une faible quantité d'urine. Le muguet persiste ; la dilatation pupillaire est toujours plus marquée à droite qu'à gauche; douleur névralgique à droite (carie dentaire).

7. Temp., 36°,2. Pouls, 104, faible. La nuit a été agitée. Léger trismus, photophobie, égarement des yeux. Urines, 3,400 cc. dont 1,500 cc. en deux mictions assez rapprochées. Densité, 1,010. Réaction, alcaline. Urée, 6 gr. 94 par litre, soit 23 gr. 59 par 24 heures. Sucre, néant. Albumine, traces.

(M. le professeur-agrégé Imbert constate que le rein droit est douloureux, plus mobile que le gauche et légèrement plus volumineux).

On pratique une injection intraveineuse de 600 cc. d'eau salée dirigée contre la staphylococcémie.

Le soir : temp., 36°,8. Pouls, 136. Le malade, qui est plus calme, n'a uriné que 450 cc. depuis le matin, sans qu'il y ait de rétention.

8. Temp., 37°. Pouls, 120. Urines, 1440 cc. Nouvelle injection intraveineuse de deux litres. Sueurs très abondantes. Urines, 800 cc.

Le soir : temp., 37°,4. Pouls, 116. On prescrit chloral et bromure 1 gr. 50 de chaque.

9. Temp., 36°,3. Pouls, 100 avec quelques faux pas. Urines, 1,600 cc. Le malade est calme.

Le soir : temp., 36°,4. Pouls, 90, faible.

10. Temp., matin : 37°,4. Pouls, 104, petit. Léger frisson à midi. Temp., soir : 38°,7. Pouls, 92.

11. Temp., matin : 35°,9. Pouls, 100. Urines, 3,500 cc. L'inégalité pupillaire et l'hyperesthésie persistent.

12. Temp., matin : 36°,6. Pouls, 106. Urines, 2,000 cc., pas de dépôt.

Le soir : temp., 38°,3. Pouls, 108, petit et régulier. Dans la journée, le malade a présenté un accès très long, accompagné de vomissements et suivi d'agitation. Lavement de chloral.

13. Temp., 36°,2. Pouls, 84. Urines, 3,000 cc. émises après l'accès de la veille, sauf 200 gr.

Le soir, nouvel accès avec vomissements qui dure toute la nuit.

14. Temp., 36°,7. Pouls, 56. Urines, 1,000 cc. avec dépôt. Quinine, salol et benzoate. Injection sous-cutanée d'eau salée.

Le soir : temp., 36°,3. Pouls, 96.

15. Temp., 36°,3. Pouls, 88. Urines (limpides), 3,300 cc. L'inégalité pupillaire persiste ainsi que l'hyperesthésie, le signe de Kernig n'a pas disparu ; le malade est très calme. Injection intraveineuse de deux litres, suivie de phénomènes réactionnels habituels. Les pupilles sont redevenues égales et normales. Temp., soir : 39°,6.

16. Temp., 37°,7. Pouls, 100, plein, régulier.

Urines, 2800 c.c., limpides. Accès de fièvre dans la journée avec agitation très marquée. Céphalalgie légère ; épistaxis.

Temp., soir, 39°,5.

17. Temp., 36°,3. Pouls, 104. Urines, 4500 cc. (500 cc. émises avant l'accès, troubles ; 4000 cc. après l'accès, claires) ; cette débâcle urinaire s'est accompagnée de douleurs dans le bas-ventre et les reins à chaque miction.

18. Temp., 36°. Pouls, 100. Urines, 3200 cc. sans dépôt. Le testicule droit est douloureux et tuméfié, et l'on constate la formation d'un abcès au niveau de la fesse gauche, où l'on n'avait pas fait d'injection depuis très longtemps ; cet abcès ouvert donne deux cuillerées de pus à staphylocoques.

19. Nouvel accès avec agitation. Le pouls, qui est à 124 à 11 heures du matin, tombe à 56 à 6 heures du soir. Le malade ne répond pas aux questions qu'on lui pose et a perdu les urines dans son lit.

21. Léger accès avec vomissement, sans agitation ni trouble intellectuel.

23. Urines, 1700 cc. On remarque toujours des alternances de mictions limpides et troubles.

24. Urines, 3400 cc. avec dépôt. Le testicule droit reste volumineux, mais très peu douloureux. Céphalalgie et accès fébrile.

25. La nuit a été agitée avec cris et vomissements. Temp., 36°,9. Pouls, 104. Urines, 3500 cc. (troubles). On supprime les cachets de salol et benzoate pour continuer les cachets de quinine, et l'on donne l'eau salée en lavement.

26. Dans la nuit, accès de fièvre avec délire et agitation violente et vomissements. On donne trois bains chauds à 38°.

27. La nuit a été bonne. Les pupilles dilatées sont légèrement inégales ; le signe de Kernig est toujours constaté ; pas d'hyperesthésie ; le testicule s'est dégonflé. Le soir, grande agitation, délire, hallucinations terrifiantes : le malade se croit persécuté, et cette crise d'agitation se répète dans la nuit.

29. Temp., matin, 38°,1. Pouls, 84. Urines, 1150 cc., dépôt. Le soir : temp., 36°,2. Pouls, 64.

30. Accès de fièvre à 11 heures du matin avec vomissements, sans délire.

2 juillet. Temp., 38°,7. Pouls, 92. Urines, 1,000 cc. L'accès commence à 5 heures du matin avec délire bruyant, céphalalgie, vomissements, hallucinations (idée d'empoisonnement). Les pupilles sont dilatées, surtout à droite. Le signe de Kernig persiste toujours, ainsi que la raideur de la nuque. Affaiblissement intellectuel.

Sixième ponction lombaire. — On retire 70 cc. de liquide toujours louche avec dépôt épais, jaunâtre, constitué par des polynucléaires, sans augmentation des lymphocytes. Les cultures restent stériles.

3. Temp., 36°,7. Pouls, 80. Urines, 2,000 cc. L'agitation a cessé : il reste cependant un léger subdélire. Les pupilles sont dans le même état, mais la raideur de la nuque est moins marquée : la tête peut être tournée à droite et à gauche, mais ne peut être fléchie complètement. Persistance du signe de Kernig. Dans la journée, le malade accuse des étourdissements et des vertiges fréquents.

4. Temp., 37°,3. Pouls, 60, avec quelques inégalités. Accès ayant débuté pendant la nuit, sans délire bruyant.

5. Nouvel accès le matin, moins violent, comme aussi celui de la veille, que ceux précédant la dernière ponction.

6. Sensation vertigineuse.

7. 8. 9. État à peu près stationnaire.

A partir du 10 juillet, les accès deviennent plus rapprochés, se montrent toutes les douze heures environ avec céphalalgie et vomissements bilieux abondants. A l'agitation et au délire bruyant fait place la dépression. En dehors des accès, le malade cause nettement, mais reste abattu. Le pouls reste à peu près régulier, la respiration s'accélère, l'amaigrissement fait des progrès, et l'on constate que le foie déborde légèrement les fausses côtes.

15. Les urines laissent dans le bocal un dépôt blanchâtre abondant que l'on retrouve sur les bourses du malade et sur le drap de lit. Quantité : 1.700. Réaction : alcaline. Densité : 1.012. Urée : 9 gram. 08 par litre, soit 15 gram. 43 par 24 heures. Phosphates (en Ph^2O^5) : 1 gram. 15 par litre, soit 1 gram. 95 par 24 heures.

L'élimination des phosphates et des matières solides en général est plutôt inférieure à la normale; comme, d'autre part, ces matières solides sont en solution plus diluée qu'à l'état normal, on ne s'explique pas le mécanisme de la formation de ce dépôt (note de M. le professeur agrégé Moitessier, confirmée le 18 juillet par une analyse plus détaillée reproduite dans la discussion de l'observation).

17. Temp., 37°. Pouls, 100. Abattement, somnolence; on note un certain degré de résolution musculaire. Les paupières sont abaissées; on constate du myosis dès qu'on les relève, mais si on les laisse un moment relevées on voit se produire de la dilatation. On donne toujours un gramme de quinine, deux lavements de sérum et on supprime les bains tièdes.

18. Légère diarrhée. Torpeur continuelle. Pouls, 110.

19. *Septième ponction lombaire.* — On retire 90 cc. d'un liquide trouble où l'on trouve quelques lymphocytes de plus que dans la précédente. Pouls, 120.

20. La ponction a été très bien supportée, et le malade sorti de sa torpeur peut causer avec les siens. Pouls, 98.

21. Pouls, 120-140. Le malade est retombé dans la stupeur.

22. Accès de fièvre ayant commencé à 1 heure du matin et duré jusqu'à 3 heures de l'après-midi.

23. Accalmie, dépression moins grande.

24. Accès dans la nuit terminé à midi.

25. Accès ayant commencé dans la matinée. Rougeur de la face, céphalalgie, raideur de la nuque, léger délire, hoquet, pas de vomissements.

27. Légère épistaxis, dépression. La céphalalgie et les vomissements persistent.

28. Urines, 900 cc. Accès ayant commencé à 10 heures du matin.

29. Accès commencé dans la matinée et terminé à 6 heures. Urines, 2,410 cc.

31. La raideur de la nuque est permanente, la céphalalgie intense, les pupilles restent dilatées surtout à droite. Le signe de Kernig est toujours présent. Un peu d'hébétude.

1ᵉʳ Août. — Les phénomènes d'apathie continuent.

Huitième ponction lombaire. — On retire 100 cc. d'un liquide louche avec polynucléaires presque exclusifs. Cette ponction est très bien supportée; ni céphalée, ni vomissements, ni modification du pouls et à sa suite la raideur de la nuque a diminué.

2. Les pupilles sont toujours dilatées, mais le malade semble plus éveillé et peut répondre aux questions. On fait une injection sous-cutanée d'un litre de sérum. Temp., 37°,4. Pouls, 118.

3. La raideur de la nuque a disparu, et le malade peut causer tranquillement. Injection sous-cutanée de 0,005 milligr. de sublimé et vésicatoire à la nuque.

4. La somnolence a reparu ainsi que la raideur de la nuque. Le signe de Kernig persiste. L'amaigrissement fait des progrès. Injection de 0,01 centigr. de sublimé.

5. Même état de somnolence et raideur de la nuque avec extension de la tête. Vomissements bilieux. Sinapisation des jambes et injection de sublimé.

6. Légère atténuation de ces divers symptômes. Le matin, accès de fièvre, commencé à 11 heures et terminé à 8 heures du soir, accompagné de vomissements, de raideur, de céphalalgie et de torpeur.

Les jours suivants, la torpeur persiste; le pouls varie de 100 à 120; la température oscille autour de 37°. Les injections de sublimé sont renouvelées quotidiennement jusqu'au 21. A cette époque, le malade est toujours en état de somnolence, immobile, ne répondant pas aux questions; il continue cependant à s'alimenter. La raideur de la nuque persiste, ainsi que la dilatation pupillaire. La température oscille autour de la normale avec quelques à-coups thermiques (38°,4 le 24 et le 25 août). Le pouls est alors à 84, faible et l'on note des arrêts momentanés de la respiration. Les pupilles sont en myosis quand les paupières sont closes et passent en

mydriase dès qu'on ouvre les yeux. Les urines varient de 1.000 à
1500 cc. On redonne quelques bains de 35° à 40° : sous leur
influence, semble-t-il, le malade qui n'avait pas prononcé une
parole depuis plusieurs jours peut causer un moment avec les siens ;
la raideur de la nuque est moindre et la mydriase moins prononcée ;
on n'observe pas de myosis quand les paupières sont abaissées.

26. *Neuvième ponction lombaire.* — On retire 110 cc. de liquide
dont la formule reste essentiellement polynucléaire. Pas de bains.
La journée est bonne et le malade parle aisément, mais cette amélioration n'est que passagère.

Les jours suivants, l'état de somnolence et de comsomption
s'affirment ; le pouls reste aux environs de 120, faible et souvent
irrégulier ; les urines varient de 1.000 à 1.800 cc., la température
reste normale, sauf le 31 août, où elle atteint 38°,5 et le 4 septembre,
où elle chute à 35°,5. Rétention d'urine nécessitant dès ce moment
la sonde.

5 septembre. Respiration de Cheyne-Stokes.

9. Temp., 35°,1.

11. Temp., 39°,9-38°,5. Pouls, 130. Urines, 1.700 cc.

12. Temp., 39°-38°,5. Pouls, 160. Affaissement complet.

13 et 14. La température baisse à 37°-37°,6, mais le pouls est
incomptable. Injections de caféine.

Enfin, le 15 septembre, la température s'élève à 40°,7 ; le pouls
est imperceptible ; la respiration aussi rapide que superficielle et
le malade meurt dans le coma en hyperthermie.

DISCUSSION. — L'observation d'E... frappe d'abord par la
durée de la maladie. Habituellement et surtout quand l'issue
est mortelle, la durée de la méningite cérébro-spinale est
beaucoup plus courte, et le plus souvent alors la maladie est
elle encore entretenue ou remplacée par des complications
viscérales ou articulaires infectieuses. Ici, au contraire, la
maladie a évolué pendant plus de 4 mois sous la forme aiguë,
ainsi qu'en témoigne l'histoire clinique, ainsi surtout que
n'ont cessé de le confirmer les ponctions lombaires répétées, qui ont toujours donné la même formule polynucléaire,

Le *début* s'est fait brusquement en pleine santé, sans prodromes. Nous ignorons la porte d'entrée de l'infection, mais peut-être n'est-il pas inutile de rappeler le coup de grippe avec congestion pulmonaire que le malade venait d'essuyer un mois auparavant.

Au cours de cette longue évolution, *la courbe thermique* n'a pas cessé de présenter des irrégularités considérables, affectant dans son ensemble la forme à grandes oscillations des infections purulentes. La fièvre s'est présentée surtout sous forme d'accès, débutant le plus souvent dans la matinée ou dans la nuit, atteignant des températures élevées de 38° à 40° et revenant après quelques heures à la normale, sans qu'il ait existé à aucun moment de véritables périodes d'apyrexie. Les accès ont été particulièrement intenses en mai et en juin, tandis que dans les deux derniers mois l'examen de la courbe donne l'impression d'une moindre acuité ; il faut compter cependant avec le fait que bien des accès, s'étant produits surtout alors dans la nuit, n'ont pas été consignés, en sorte que nous ne croyons pas devoir insister sur la marche de la température dans les périodes avancées de la maladie. Dans les derniers jours la température s'est élevée à 39°9 et peu après à 40°7, et c'est en pleine hyperthermie que la mort s'est produite.

Le *pouls* s'est montré dans son ensemble petit, faible avec une tension de 10-11, fréquemment irrégulier, mais surtout variable, tantôt accéléré, tantôt ralenti ; du matin au soir ou d'un jour à l'autre, on trouve des variations du double, 56 à 104-121. La courbe du pouls est aussi irrégulière que celle de la température sans lui être parallèle. Pendant les deux premiers mois, les courbes ne cessent de s'entrecroiser. A mesure, au contraire, que l'on se rapproche de la fin, le pouls moins variable oscille entre 100 et 130 ; à la fin il s'affole à

4

150 et 160 et devient imperceptible et incomptable dans les derniers jours de la vie.

En dehors de la température et du pouls, un certain nombre d'autres symptômes méritent d'être rappelés.

Notons tout d'abord ce qui n'a pas été observé ; l'absence d'éruptions, d'herpès, et de paralysie proprement dite du côté des muscles des membres ou de la face.

En revanche, la céphalalgie, la rachialgie, les vomissements, l'hyperesthésie, les contractures de la nuque, du dos, des fléchisseurs de la jambe, de la mâchoire, le délire, l'agitation, les cris, la stupeur, les troubles circulatoires, vaso-moteurs, respiratoires, et les phénomènes oculaires ont constitué un tableau symptomatique richement pourvu.

La *céphalalgie* a présenté des exacerbations terribles, au point que l'on peut appliquer à notre malade l'expression de Tourdes « certains sont enragés par le fait de la douleur ».

Les *vomissements* ont persisté pendant toute la durée de la maladie, ce qui est plutôt rare. Le plus souvent, dans la méningite cérébro-spinale aiguë, les vomissements appartiennent aux premières périodes, ne persistent pas. Dans notre observation au contraire, nous notons des vomissements du 7 mai au 16 août, survenant à intervalles évidemment variables et irréguliers, mais toujours fréquents et accompagnant le plus souvent des accès fébriles, bilieux ou alimentaires, conservant à toute époque leur caractère de facilité.

Les *troubles respiratoires* ont été relativement précoces, consistant en fréquence et irrégularités jusqu'aux pauses respiratoires, mais ce n'est que dans les derniers moments qu'est survenu le Cheyne-Stokes et que se sont manifestés vraiment les signes d'asphyxie.

Les phénomènes de raie méningitique, de rétraction du ventre, de constipation n'ont pas été particulièrement marqués.

Au contraire, les phénomènes d'agitation n'ont cessé d'être violents, alternant du reste avec des phénomènes de dépression, de somnolence et de torpeur également intenses.

Du côté des *urines*, nous avons observé quelques particularités, qui sont restées du reste inexpliquées. Indépendamment de la pollakiurie et d'une polyurie pouvant atteindre 4,500 cc. par 24 heures, répondant en moyenne à 2, 3 litres [1] et après avoir signalé incidemment une décharge d'urée considérable, 64 gr. 85 par 24 heures, constatée le dixième jour de la maladie, nous devons faire remarquer que, dès cette époque et jusqu'à la fin de la maladie, les urines totales des 24 heures renfermaient un dépôt abondant parfois extrème.

Pendant longtemps, on crut avoir affaire à un dépôt de pus, mais l'examen microscopique ne révéla aucun élément ; on pensa alors qu'il s'agissait de débâcles phosphatiques, mais les analyses chimiques ne devaient pas appuyer cette supposition.

Le 15 juillet, le malade ne rendait pas plus de 2 gr. de phosphate, et M. le professeur agrégé Moitessier n'arrivait pas à s'expliquer le mécanisme de la formation de ce dépôt. Celui-ci, du reste, ne se formait pas dans le bocal ; le malade rendait par moments, et cela dans la même journée à très peu d'intervalle, tantôt des urines claires et tantôt des urines véritablement bourbeuses.

Le 18 juillet, l'analyse chimique montra que chacune de ces urines répondait à une constitution un peu différente.

Urine claire : Réaction : faiblement acide ; Densité : 1003 Urée : 2 gr. 90 °/₀₀ ; Acide phosphorique total en Ph^2O^5 = 0 gr. 55.

---

[1] Apert et Griffon ont observé également les crises de polyurie dans leur observation in Bull. Soc. Méd. Hôpit., 1901, pag. 801.

Urine trouble ; Réaction ; alcaline ; Densité : 1016 ; Urée 16 gr. 6 %₀ ; Ph²O⁵ = 1 gr. 30 ; Acide phosphorique des phosphates alcalins : 0.77 ; Acide phosphorique des phosphates terreux : 0.53.

Le mélange des deux urines indiquait pour les 24 heures : Urée : 18 gr. 20 ; Chlorures : 8 gr. 20 ; Acide urique : 0 gr. 70 ; Acide phosphorique des phosphates : 1 gr. 78.

M. Moitessier complétait sa note par les renseignements sui-vants : « Le dépôt de l'urine alcaline contient des phosphates terreux amorphes et des carbonates terreux. Il fait efferves-cence par les acides, de même que l'urine alcaline. Ce déga-gement gazeux n'est pas dû pour l'urine à du carbonate d'ammoniaque, car l'urine ne contient pas de cristaux de phosphate ammoniaco-magnésien. L'élimination des phos-phates ainsi que des autres substances en général est plutôt au-dessous de la normale. La proportion des phosphates terreux aux phosphates alcalins est un peu plus forte qu'à l'état normal dans l'urine trouble. A noter la densité extrême-ment faible des urines claires. Il serait intéressant de savoir à quelles heures de la journée les émissions sont claires et de rapprocher ces heures de celles des repas ».

On a noté des phénomènes d'émission comparables à ceux de l'hydronéphrose intermittente : à certains moments, le malade rendait tout à coup jusqu'à un litre et plus d'urine trouble. Mais tout cela reste incertain en l'absence de cons-tatations anatomiques.

Nous avons hâte d'arriver aux symptômes et aux recher-ches, qui sont en quelque sorte le fondement de toute histoire actuelle de méningite cérébro-spinale.

La *raideur de la nuque* a présenté, comme on trouve le fait signalé dans beaucoup d'observations, des alternatives diverses ; elle a pu même disparaître momentanément. Dans notre cas nous avons constaté que la diminution ou la dis-

parition de la crampe de la nuque s'est montrée à la suite
des ponctions lombaires.

Le *signe de Kernig*, au contraire, a subi peu de modifications. Il a persisté du commencement à la fin, et nous ne
trouvons mentionné son atténuation que rarement (21 et 30
mai). Il est bon cependant de faire remarquer que, si la raideur de la nuque frappe tous les jours l'attention du médecin
traitant, celui-ci ne s'astreint guère à rechercher quotidiennement le signe Kernig, qui est presque toujours pour le
malade l'occasion d'une recrudescence de douleur.

Les *complications* survenues au cours de notre cas de méningite cérébro-spinale nous arrêteront un instant. Nous
voulons parler des manifestations infectieuses survenues du
côté des articulations, du testicule et du tégument.

Quatorze jours après le début, apparaissent, du côté des
articulations, du genou droit d'abord, puis du genou gauche,
de l'épaule droite et du cou-de-pied gauche, des accidents
inflammatoires comparables aux phlegmasies rhumatismales,
caractérisés en effet par de la douleur, de la rougeur, de la
tuméfaction sans épanchement appréciable et avec une rapi-
dité d'évolution telle que 5 jours après tout était terminé;

Un mois après environ, le testicule droit devient à son tour
chaud et tuméfié pendant 8 jours sans que la poussée inflammatoire aboutisse à la formation du pus.

Cependant, en même temps, on voit apparaître au niveau
de la fesse gauche, en un point où depuis longtemps on
n'avait pas pratiqué d'injection, un abcès qui, incisé, donne
issue à deux cuillerées de pus à staphylocoques et qui ne tarde
pas à guérir, ne servant d'amorce à aucun sphacèle. Men-
tionnons en passant, à ce propos, que le malade n'a présenté aucune espèce d'escharre, malgré un séjour au lit de 4
mois, et dans un état de cachexie dans les derniers temps de
la vie.

Rappelons aussi que l'examen du sang, recueilli avec les précautions d'usage par aspiration directe dans une veine du pli du coude, a permis de cultiver le staphylocoque doré. Cette constatation, faite le 30 mai, permet de se demander si la méningite cérébro-spinale n'a pas été accompagnée d'une véritable septicémie. C'est, en effet, vers le 20 mai que la fièvre prend plus particulièrement l'allure septicémique avec grands frissons, accès, etc...

Occupons-nous maintenant des renseignements fournis par les *ponctions lombaires*.

La première fut faite le 10 mai (3e jour) : liquide très louche quasi purulent, qui est ensemencé sur bouillon et agar et va servir d'autre part aux examens cytologiques. Les préparations faites à la thionine, au bleu de Unna et à l'hématéine éosine montraient de la façon la plus explicite que le dépôt était purulent, constitué en presque totalité par des éléments polynucléaires. Ceux-ci, au pourcentage, comptaient pour 90 %, les éléments mononucléés ne comptant que pour 10 % et les lymphocytes étant à peine représentés. Il s'agissait donc bien d'une méningite cérébro-spinale infectieuse non tuberculeuse, et cette constatation, en dehors des renseignements cliniques qui appelaient le diagnostic de méningite cérébro-spinale, n'en fut pas moins précieuse pour le confirmer.

Quant à la nature de l'agent infectieux cause de la maladie, déjà l'examen des préparations colorées au violet, à la thionine et à la fuchsine phéniquées, montraient des diplocoques extra et intracellulaires, en grains de café plus ou moins nets, décolorés par le Gram ; mais ce furent aussi les cultures et les inoculations qui vinrent démontrer que l'on avait bien affaire au méningocoque de Weichselbaum. Les premières, faites sur milieux peu favorables, ne poussèrent que lentement et d'une façon précaire sans caractères bien expressifs ; mais les repiquages donnèrent lieu à des cultures qui, examinées et inoculées, permirent de caractériser le méningocoque de Weichselbaum.

Dans notre cas, nous avons observé les coques soit isolés, soit, le plus souvent, groupés par deux ou quatre, rarement en amas et pas en chaînettes, les éléments étaient plutôt arrondis qu'aplatis sur une de leurs faces; cependant, dans certaines préparations, nous avons très nettement observé la forme en grains de café qui se rapproche de l'aspect du gonocoque.

Ce microorganisme existait dans les cultures à l'exclusion de tout autre, donnant sur bouillon un trouble léger, sur gélose une culture transparente en pointillé, sur agar glycériné une belle traînée blanc grisâtre, opaline, visqueuse et dentelée sur les bords.

L'inoculation sous la peau de la souris resta sans résultat, de même que l'injection intraveineuse chez le lapin.

L'absence de pouvoir pathogène, la décoloration par le Gram, le caractère des cultures et l'examen des préparations nous permettaient de dire que nous étions en présence du méningocoque. Nous avions donc affaire à une méningite cérébro-spinale aiguë à méningocoque de Weichselbaum.

La deuxième ponction, faite le 12 mai, donnait un liquide céphalo-rachidien semblable à celui de la première.

La troisième ponction donna encore les mêmes résultats, avec cependant une quantité assez considérable d'hématies. De plus elle permit de constater que les méninges étaient restées imperméables à l'iodure de potassium.

La quatrième ponction du 24 mai montra un liquide un peu moins trouble et histologiquement une très légère diminution des polynucléaires avec augmentation proportionnelle inverse des éléments mononucléés, en particulier des lymphocytes. Cette constatation paraissait d'un heureux augure en ce sens que l'on pouvait, semblait-il, espérer la cessation du processus infectieux.

Nous voyons bien, en effet, se produire une amélioration, mais elle n'est que passagère, et 48 heures après les accidents méningés ont récupéré leur intensité; tandis que commencent à se marquer d'une façon croissante les phénomènes de septicémie générale.

La cinquième ponction, faite le 5 juin, ne donne lieu à aucune recherche, l'aiguille n'ayant laissé que quelques gouttes s'écouler — pareille éventualité n'est pas très rare au cours des ponctions lombaires,

La sixième ponction, du 2 juillet, laisse s'écouler un liquide encore très louche constitué toujours par la prédominance considérable des polynucléaires, sans que l'on retrouve la proportion un peu plus grande de lymphocytes comme dans la quatrième ponction. Des ensemencements furent faits sur bouillon et agar, mais restèrent sans résultats : le méningocoque n'avait cependant pas disparu, puisqu'on le retrouvait dans les éléments cellulaires ; mais, probablement plus atténué, il ne cultiva pas sur les milieux précaires dont on disposait. L'absence de culture montra d'autre part que le staphylocoque isolé du sang ne devait pas exister, actuellement au moins, dans le liquide céphalo-rachidien, par suite donc que la méningite cérébro-spinale pouvait être considérée toujours comme simplement méningococcique.

La septième ponction, faite le 19 juillet, permet de constater un liquide toujours bien trouble, dans lequel on trouve quelques lymphocytes de plus que dans la précédente.

La huitième ponction (1er août) montre, au contraire, une proportion plus grande quasi exclusive de polynucléaires, tandis que, dans la neuvième et dernière ponction du 26 août, l'on peut noter une troisième fois une légère tendance lymphocytaire.

En somme, la formule leucocytaire du liquide céphalo-rachidien, suivie pendant 4 mois à l'aide de neuf ponctions, n'a pas sensiblement varié. Au cours de trois d'entre elles, les lymphocytes ont paru s'accuser un peu plus, mais les polynucléaires n'ont jamais baissé au-dessous de 70 p. 100, ce qui prouve bien que la méningite cérébro-spinale n'a cessé d'évoluer pendant toute la durée de la maladie suivant un mode aigu, ce qui n'est pas de constatation habituelle.

Il nous paraît maintenant intéressant de voir quels effets ont été constatés à la suite des différentes ponctions.

Nous pouvons dire que toutes ont été parfaitement supportées et que pour la plupart elles ont paru exercer une action heureuse mais très passagère, sinon sur l'évolution de la maladie au moins sur certains symptômes, en particulier sur la céphalalgie, la raideur de la nuque, le délire et l'agitation comme aussi sur la stupeur et le coma. Il est certain que chacune d'elles apportait au malade du soulagement, à telles enseignes que les ponctions étaient réclamées par l'entourage, qui en avait saisi les bons effets. Malgré les ponctions — on a soustrait ainsi 450 cc. de liquide céphalo-rachidien — malgré les bains chauds, la quinine, les émissions sanguines, les injections salées, la maladie n'a pu être endiguée. Elle a présenté quelques rémissions qui ont pu faire espérer quelquefois, mais ces rémissions n'ont été que très passagères, la gravité s'étant affirmée dès le début, maintenue jusqu'à la mort, survenue après des secousses fébriles sans nombre et dans un état de dénutrition et de prostration complètes.

L'autopsie n'a pu être faite, mais la ponction lombaire, en l'espèce, en tient, on peut presque dire, lieu et place par les renseignements qu'elle permet d'obtenir *in vivo*.

OBSERVATION II.

Communiquée par M. le docteur NABONA, médecin major.

P.... ai ans, jeune soldat, se présente à la visite le 2 avril 1902 au matin, accusant une vive céphalalgie et présentant un peu de rougeur de la gorge, avec Temp. 38°4. On prescrit un vomitif et dans la soirée 0,50 centigr. de sulfate de quinine.

3 avril. — Accentuation plus marquée de la céphalée et apparition de la rachialgie, localisée à la région lombaire. Temp. 38°4. Le malade rentre à l'hôpital.

4. T. m., 37°8. T. s., 38°4. L'état est à peu près stationnaire, cependant la rachialgie a augmenté. On prescrit un purgatif au sulfate de soude et 0,50 centigr. de sulfate de quinine. Bouillon et lait.

5. T. m., 38°,7 ; T. s., 39°,8. P. 95. Tous les symptômes, notamment la céphalée et la rachialgie, se sont aggravés. Raie méningitique. On applique six sangsues à la mastoïde. Bain à 36°. Calotte de glace. Sulfate de quinine 0,50 centigr.

6. T. m., 39°,2. T. s., 39°,2. La céphalalgie est devenue intolérable et le malade ne peut même pas supporter la calotte de glace. L'agitation est des plus vives. Contracture de la nuque. Signe de Kernig très net. Dilatation inégale des pupilles, plus marquée à droite. Abondante éruption d'herpès au niveau des lèvres et du menton. Constipation. Pas d'albumine dans les urines. Deux bains à 39° ; lavement émollient ; sulfate de quinine 0,50 centigr.

Ponction lombaire. — On laisse s'écouler goutte à goutte 30 cc. de liquide céphalo-rachidien, d'aspect louche.

Après la ponction, l'agitation se calme et le malade peut dormir pour la première fois depuis plusieurs jours.

7. T. m., 37°. P., 80. T. s., 37°,5. P., 83. Amélioration notable de l'état général, décroissance marquée des douleurs céphaliques et rachidiennes. Trois bains à 39° ; sulfate de quinine, 0,50 centigr.

8. T. m., 36°,7 ; T. s., 37°. P., 76. L'amélioration se maintient. Trois bains à 39° ; lavement émollient ; sulfate de quinine, 0,50 centigr. Bouillon et lait (environ 3 litres).

9. T. m., 36°,6 ; T. s., 37°,2. P., 76. Décroissance progressive de la céphalalgie et de la rachialgie. Mêmes prescriptions.

10. T. m , 36°5 ; T. s., 36°,8. P., 60. La céphalalgie et la rachialgie ont disparu ; les contractures persistent. Mêmes prescriptions.

11. T. m., 37°,3 ; T. s., 38°2. P., 66, avec quelques inégalités.
Somnolence. Mêmes prescriptions.

12. T. m., 36°,6 ; T. s., 36°,7. P., 65. Dilatation pupillaire toujours plus marquée à droite. Disparition de la contracture de la
nuque, mais persistance du signe de Kernig. Trois bains à 39°. Sulfate de quinine 0.50 centigr , sulfate de spartéine 0.05 centigr.,
bouillon et œuf matin et soir, 3 litres de lait.

13. T. m., 36°,5. P., 60. T. s., 36°,6. P., 5a.

14. T. m., 36°,5. P., 60. T. s., 36°,6. Atténuation du signe de
Kernig. La respiration est un peu rude aux deux bases. Trois bains
à 39° ; sulfate de spartéine 0,05 centigr.; ventouses sèches ; lavement émollient.

16. T. m., 36°,5. P., 74. T. s., 36°,7. P., 58. Toujours dilatation
pupillaire. L'alimentation est progressivement augmentée

18. T. m , 36° 6 ; T. s., 36°,6. P , 64. Disparition du signe de
Kernig ; les réflexes rotuliens sont trouvés exagérés. Les mêmes
prescriptions sont continuées.

21. T. m., 36°,5 ; T. s., 36°,6. P., 64. Deux bains à 39°. Sulfate de
spartéine 0,05 centigr. On commence une alimentation plus solide.

25. P., 68 On continue toujours les deux bains à 39°, ainsi que la
spartéine et le lavement émollient.

27. P., 66. Un bain à 39°.

28. P., 70, normal. Les réflexes rotuliens sont norm ux. Le
malade commence à se lever.

30. On continue toujours le bain à 39°, mais la spartéine est supprimée,

1er mai. — T. m., 36° 9 ; T. s., 36°,7. P., 78. Le malade fait u eu
d'embarras gastrique accompagné de diarrhée. Sulfate de qu. e
o 5o centigr ; potage et œuf pendant quelques jours.

L'apyrexie persiste, l'état général est excellent, et le 6 mai la ba
néation chaude est supprimée; l'alimentation ordinaire est reprise
et le malade quitte le 17 mai l'hôpital complètement guéri.

L'examen du liquide céphalorachidien a permis de confirmer le diagnostic clinique, qui avait été posé, de méningite
cérébro-spinale aiguë, en montrant une réaction polynu-

cléaire très nette, avec nombreux éléments microbiens dans l'intervalle des leucocytes, sans bacille de Koch.

Ces recherches seront détaillées dans la discussion de l'observation.

Discussion. — Cette observation se rapporte à un jeune soldat d'une garnison où l'on n'a jamais signalé d'épidémie de méningite cérébro-spinale et où le cas est resté isolé; on ne saurait donc légitimement parler de méningite cérébro spinale épidémique au sens propre du mot. Mais nous savons que le caractère, épidémique ou non, de l'affection est fort contingent et ne permet guère, à l'heure actuelle, d'individualiser bien à part un type de méningite cérébro-spinale épidémique.

On a eu affaire à une méningite cérébro-spinale infectieuse, non tuberculeuse, aiguë et primitive, c'est-à-dire non consécutive à une localisation infectieuse préétablie : la rougeur de la gorge ne peut être considérée autrement que comme une porte d'entrée possible.

Le début s'est fait encore ici brutalement en pleine santé, sans prodromes. Malgré l'absence de frissons et de vomissements, le début n'en fut pas moins violent et ne paraissait pas faire augurer une terminaison aussi rapidement favorable L'on sait bien cependant que le début d'une méningite cérébro-spinale peut être très impressionnant, alors que le cas évoluera heureusement, comme aussi, inversement, un début plus ou moins atténué et insidieux peut être observé dans les cas suivis de mort.

Au point de vue symptomatique, nous relevons d'abord l'absence de vomissements à aucune époque, de cris hydrencéphaliques, de phénomènes de paralysie, de troubles respiratoires.

La rachialgie fut violente, précoce, dès le deuxième jour et localisée à la région lombaire.

L'herpès s'est montré le cinquième jour, comme aussi la dilatation inégale des pupilles.

Plus intéressante est à considérer la courbe thermique : la température, partie de 38°4 et restant à ce niveau pen'ant les trois premiers jours, s'élève à 39°8 le quatrième jc ., reste élevée à 39°2 le cinquième et tombe alors d'un coup à 37° le sixième jour ; la courbe ressemble ainsi à celle d'une pneumonie. On trouve signalée cette marche de la tempéra-ture, cette défervescence brusque dans quelques observa-tions, en particulier dans l'observation III du professeur Dieulafoy [1] : pareille défervescence peut même s'accompa-gner de phénomènes critiques (sueurs, polyurie), qui ne sont pas signalés dans l'observation que nous rapportons.

L'exacerbation et la défervescence thermiques ont suivi parallèlement l'aggravation et la décroissance des grands symptômes de la maladie.

Quatre jours après la défervescence, au dixième jour de la maladie, la température est remontée à 38°2 en même temps que se marquait un état de somnolence et que le pouls, un peu ralenti, présentait quelques irrégularités ; mais cette reprise n'a été qu'éphémère, à peine ébauchée.

Nous devons enfin, au point de vue thermique, faire remar-quer sinon l'influence tout au moins la coïncidence heureuse de la chute thermique avec la ponction lombaire.

Celle-ci a montré par ailleurs ses bons effets, sur l'agita-tion et les douleurs, et peut-être en l'espèce serait-on en droit de lui accorder quelque valeur thérapeutique.

Mais c'est surtout au point de vue diagnostique que sa valeur devient frappante. Sans ponction, nous entendons

[1] Dieulafoy. — Cliniques médicales, Hôtel Dieu. — Tome III. Les méningites cérébro-spinales.
Launois et Camu. Méningite cérébro-spinale à marche cyclique chez les adoles-cents. Soc. méd. hop. 27 juin 1901.

par là sans le secours du laboratoire, bien des cas analogues à celui qui nous occupe auraient chance d'être méconnus ou rangés indûment dans les fièvres grippales ou herpétiques.

Par elle il a pu être établi que l'on avait bien eu affaire à une méningite cérébro-spinale aiguë de courte durée, la maladie s'étant en quelque sorte bornée à la période dite irritative et ayant évolué très rapidement vers une guérison complète.

En effet, au point de vue leucocytaire, l'examen du culot obtenu par centrifugation, étalé sur lames et coloré notamment à l'hématéine-éosine, a montré une réaction essentiellement polynucléaire ; polynucléaires 70 %, lymphocytes 10 %, mononucléaires de diverses tailles 20 %, hématies en grande quantité.

Cytologiquement, on se trouvait donc bien en présence d'une méningite aiguë non tuberculeuse. Restait à déterminer la nature de cette infection.

Des cultures et des inoculations eussent été, en l'espèce, indispensables pour répondre à ce desideratum ; malheureusement, elles ne purent être pratiquées, le liquide céphalo-rachidien ayant été recueilli un peu à l'improviste non aseptiquement et loin d'un laboratoire.

L'examen des préparations colorées à la thionine et au violet phéniqué, suivi ou non de Gram, permit cependant de constater (15 heures après la ponction dans une saison encore froide) une assez grande quantité d'éléments microbiens.

Ces microorganismes, extracellulaires se présentaient sous la forme de diplocoques ou de diplobacilles non encapsulés[1].

---

[1] Simonin. Méningite cérébro-spinale avec présence dans le pus céphalo-rachidien d'un diplobacille ne prenant pas le Gram. Soc. méd. hôpit. 25 juillet 1901.

Les formes courtes, à grains arrondis ou mieux aplatis sur leur face en regard, rappelaient le gonocoque ou le méningocoque ; les formes longues pouvaient, d'autre part, rappeler certains aspects du coli bacille ou le bacille de Friedlander ; les formes intermédiaires montraient facilement le passage de la forme coccique à la forme bacillaire. Il n'y avait ni formes bacillaires longues formées d'un seul tenant, ni formes pouvant faire penser au pneumocoque.

Ces microorganismes n'ont pas pu être caractérisés uniquement par leur morphologie[1] ; peut-être même s'est-on trouvé en présence de plusieurs espèces, certaine forme rappelant le méningocoque, certaine autre le bacille de Friedlander ou le coli. Nous ne saurions insister davantage : la nature de cette méningite cérébro-spinale reste ignorée, mais la constatation de microorganismes au milieu des éléments polynucléaires en l'absence de bacille de Koch confirme pleinement les résultats fournis par la cytologie et la clinique et le diagnostic de méningite cérébro-spinale aiguë non tuberculeuse reste bien établi.

Observation III

Communiquée par M. le Dr Calmette, chef de clinique.

Le nommé B... 18 ans, entre le 14 avril 1902, Salle Fouquet Nº 1 (Service de M. le professeur Grasset).

On ne relève dans ses antécédents qu'un embarras gastrique fébrile à l'âge de 12 ans. Rien dans l'hérédité.

Le 5 avril, Sensation de fatigue, brisement avec légers frissons. — Les jours suivants, la courbature augmente, et il se montre une céphalée intense avec insomnie, épistaxis, anorexie et constipation.

À l'entrée, le 14 avril, céphalée persistante, insomnie presque

[1] Les divers éléments restèrent colorés par le Gram, mais il convient de faire remarquer que la réaction iodo-iodurée ne fut appliquée que sur des préparations déjà colorées depuis un certain temps.

absolue, constipation opiniâtre, anorexie avec langue sale, un peu rouge à la pointe et sur les bords. On perçoit des gargouillements dans la fosse iliaque droite, qui est douloureuse à la pression. Pas de taches rosées. Raie méningitique très nette. Rien de notable, du côté des appareils cardiaques et respiratoires. T. m. 38° ; T. s., 38°3. P., 64, régulier. Tension : 17. On pense avoir affaire à une fièvre typhoïde, et l'on prescrit 1° un purgatif ; 2° Trois bains donnés à 30° et refroidis à 28°, d'une durée de 10 minutes. 3° Un lavement d'eau bouillie matin et soir. 4° Bouillon et lait.

15 avril. — Le séro-diagnostic est négatif.

16 avril. — Le malade ayant eu une syncope, les bains sont suspendus. Temp. 38°3, matin et soir. Pas de symptômes nouveaux.

17 avril. — La céphalée est toujours très intense ; le malade, qui est très agité, délire légèrement. Quelques vomissements apparaissent. Il n'y a toujours pas de taches rosées, et la raie méningitique reste très nette.

On constate alors de la raideur de la nuque donnant au malade l'aspect un peu figé. Le malade souffre dans la région dorso-lombaire quand on l'assied et surtout quand on veut lui étendre les jambes : signe de Kernig léger. Les réflexes rotuliens sont un peu diminués ; les pupilles sont régulières et égales, mais elles sont dilatées et ne tiennent pas la contraction à la lumière vive (pupilles en accordéon).

Le diagnostic de fièvre typhoïde a fait place à celui de méningite cérébro-spinale.

Calomel, 0, 25 cgr.

18. — *Ponction lombaire :* le liquide céphalo-rachidien s'écoule assez rapidement, et son aspect est légèrement louche. A la suite de la ponction (on a retiré 30 cc.), la céphalée semble moins intense et les pupilles tiennent un peu mieux la contraction ; le délire a disparu ; la raideur de la nuque et le signe de Kernig sont très nets. Pouls, 84, régulier ; tension 14.

19. — Dans la nuit, délire et agitation ; dans la journée alternatives de délire calme et de lucidité. Les conjonctives sont vascularisées ; photophobie. L'examen du réflexe pupillaire montre qu'après une série de dilatations et de contractions successives, les pupilles restent dilatées. La raideur de la nuque est plus marquée, avec douleurs réveillées par les mouvements de la tête que le malade ne

peut fléchir. Le Kernig et la raie méningitique sont toujours très nets. Les réflexes rotuliens sont un peu exagérés ; pas de signe de de Babinski Diarrhée légère ; pas de vomissements. T. m., 37°7 ; T. s., 38°4. Pouls, 84, régulier. Tension 17. On supprime le calomel.

21. Le séro-diagnostic reste négatif. Le délire augmente ; le malade présente du mâchonnement, s'engoue en avalant, ne vomit pas, mais va sous lui. L'hyperesthésie est généralisée. Le signe de Kernig, la raideur de la nuque et la raie méningitique persistent. La pupille droite continue à présenter le réflexe en accordéon ; la pupille gauche est devenue absolument insensible à la lumière ; la motilité du globe oculaire est conservée, cependant le regard se porte fixement en haut. P. 80, régulier. Tension, 18. Hypothermie.

22. — Le délire continue ; l'agitation est des plus vives ; les crises convulsives se répètent et le malade meurt brusquement en hypothermie.

L'examen du liquide céphalo-rachidien a permis d'abord de mettre en évidence le processus de méningite tuberculeuse que l'anatomie pathologique va confirmer à son tour ; mais il a permis en plus de déceler cytologiquement et bactériologiquement, malgré l'absence de cultures positives sur bouillon et agar, un fait d'association microbienne dont on trouvera l'exposé lors des réflexions qui succèdent à l'observation anatomo-clinique.

L'*autopsie* fut pratiquée 24 heures après la mort. M. le professeur Bosc a bien voulu nous en communiquer le compte-rendu détaillé.

EXAMEN MACROSCOPIQUE. — *Méninges cérébrales.* — Les méninges de la convexité ne présentent rien d'anormal. A la base, l'hexagone de Willis est comblé par un tissu conjonctif aréolaire, dont les mailles sont distendues par un liquide citrin légèrement louche. Ces néoformations conjonctives épaissies et opaques s'étendent de chaque côté, le long de la scissure de Sylvius, dont les bords sont adhérents. On les sépare par des tractions modérées et l'on

5

découvre un tissu conjonctif fortement congestionné, en toile d'araignée, à mailles déjà très épaissies, englobant les vaisseaux. On enlève une partie de cette néoformation conjonctive, en tirant sur les vaisseaux et on l'étale sur une lame sous l'eau.

La dissociation des fines ramifications vasculaires montre sur celles-ci, latéralement ou suivant leur parcours, en renflements fusiformes, des nodosités très fines pour la plupart, pouvant atteindre le volume d'une demi-tête d'épingle ordinaire et toutes bien visibles soit à l'œil nu, soit à un très faible grossissement. En de nombreux points, la dissociation des fins vaisseaux est impossible parce qu'ils sont confondus dans une toile conjonctive très épaissie, opaque et congestionnée.

Ce processus méningitique s'étend à la surface de la protubérance avec infiltration de liquide louche et sur le bulbe.

Méninges rachidiennes. — Le tissu cellulo-graisseux du canal rachidien est fortement congestionné et un peu épaissi. La surface externe de la dure-mère ne montre qu'une dilatation des vaisseaux. La dure-mère ouverte est un peu augmentée d'épaisseur et sa surface arachnoïdienne présente un dépoli, irrégulièrement et finement granuleux, sans adhérences. La surface des méninges molles a un aspect gris-blanchâtre, demi-opaque et dépoli sur toute la hauteur de la moelle; cet aspect est dû à la formation des traînées blanchâtres, opaques, qui s'anastomosent en réseau, forment souvent de petits placards laiteux et sont plus prononcées le long des vaisseaux. Pas de granulations visibles macroscopiquement. Rien d'anormal à la coupe de la moelle et du cerveau.

Cavité abdominale. — A l'ouverture de l'abdomen, le côlon transverse descend dans la cavité abdominale sous forme de longue boucle dont la partie inférieure, portant le grand épiploon rétracté, vient au contact du pôle supérieur de la vessie distendue par 600 grammes d'urine environ.

Il existe entre le péritoine pariétal du côté droit et le mésentère plusieurs adhérences longues, très vascularisées, assez solides et dont le point de départ mésentérique est un ganglion augmenté de volume, induré et d'une coloration rouge-brunâtre.

Un processus de péritonite adhésive réunit les deux branches de la boucle colique, de sorte qu'elles sont assez étroitement collées l'une à l'autre par leur face interne. Ce processus est, du reste, généralisé à toute la cavité péritonéale, particulièrement dans sa partie antérieure : il est représenté simplement par un tissu celluleux fin qui se laisse facilement déchirer, légèrement poisseux, sans trace de liquide, ni de caséification, et surtout marqué entre les anses intestinales, à la face antérieure du foie, autour de la rate et à la face antérieure de la vessie.

Disséminées à la surface du péritoine pariétal, au niveau du flanc droit surtout, on note des taches d'une coloration allant du brun noirâtre à une teinte sépia et paraissant distribuées le long des vaisseaux.

Dans le mésentère, on trouve quatre ou cinq *ganglions* situés dans la région iléale supérieure, du volume d'un pois chiche à une amande, durs, les uns d'un brun rougeâtre ou rouge sang, d'autres, les plus indurés, grisâtres, tachés de noir. Ces derniers, ouverts, présentent une écorce d'un gris jaunâtre ou rosé et dans leur partie centrale un nodule jaune, ferme ou caséifié, pour l'un d'eux crétacé. Les premiers présentent une zone périphérique hémorragique, la partie centrale ayant un aspect lardacé. En examinant l'un des ganglions qui réunissent par des adhérences le mésentère au péritoine pariétal, on voit sur une coupe médiane qu'ils sont formés par une couche superficielle violacée, recouvrant un nodule à bords polycycliques et formés d'une substance ferme gris rosé sans caséification (aspect sarcomateux).

L'*intestin* a été ouvert dans toute sa longueur : la muqueuse dans son ensemble est légèrement congestionnée ; au niveau du côlon, des filaments de fibrine en réseau sont accolés à la muqueuse (colite membraneuse), et sur toute l'étendue du gros intestin existe une psorentérie prononcée, mais nulle part il n'a été possible de découvrir des lésions de tuberculose.

L'*estomac* présente des sugillations sanguines et un pointillé rouge du côté de la grande courbure.

La *rate* est volumineuse, distendue, molle. A la coupe, elle est d'un rose vineux, et sa pulpe se réduit facilement en bouillie (rate infectieuse).

Les *reins* sont très notablement augmentés de volume, violcés et mous. A la coupe, la substance corticale est épaissie, violacée avec quelques striations brunâtres.

Le *foie* est gros et dur dans son ensemble ; la couche du tissu celluleux de la périhépatite adhésive masque sa couleur.

La surface de coupe est onctueuse au toucher, de couleur marron jaunâtre avec des points, des taches et des placards à bords irréguliers, de teinte jaune chamois. Ces taches jaunes débutent au niveau des espaces portes et constituent des nodules infectieux.

Cavité thoracique. — Il y a des adhérences pleurales celluleuses, plus marquées à droite et localisées à gauche au sommet. Le *poumon gauche* est dans son ensemble dilaté par l'emphysème et fortement congestionné, de teinte vineuse au sommet, plus violacé encore à mesure que l'on descend vers la base.

Le lobe supérieur donne à la palpation la sensation d'un duvet, un peu résistant ; sa languette antérieure est d'un violet foncé, dure présentant la résistance de la chair musculaire.

A la coupe : congestion généralisée, sans lésion macroscopique, aucune trace de tuberculose ancienne ou récente. La languette antérieure est résistante au couteau, et sa surface de section est compacte, non friable, dépourvue d'air. Sur la coupe, quelques nodosités grisâtres font saillie, d'où la pression fait sourdre un peu de muco-pus ; ce sont des sections de bronches avec prolifération péri-bronchique.

Le lobe inférieur est congestionné, rouge violacé ; à la palpation, il offre une résistance irrégulière suivant les points, et l'on note vers la base une induration en noyau du volume d'un œuf de pigeon, en plein parenchyme. La surface de section du lobe passant par ce point est d'un rouge sombre et laisse s'écouler, à la pression, du liquide rouge brun spumeux. Sur ce fond vivement congestionné, tranchent des taches, d'un noir hémorragique intense, légèrement saillantes sur la coupe, résistantes comme un tissu hépatisé ou un infarctus et se limitant assez brusquement du tissu congestionné avoisinant.

Ces taches, du volume d'une lentille à un volume double ou triple, donnent ainsi au poumon un aspect moucheté tout particulier. Le nodule sensible à la palpation est constitué par un tissu jaune, légèrement verdâtre, très clair, homogène, opaque et ayant toute l'apparence de matière tuberculeuse non ramollie, sauf en un petit point qui forme cavité à bords ulcéreux. Cette masse de caséum non ramolli est toutefois de consistance faible, identique à celle du caillé.

Ses bords, très nettement limités, sont entourés par une zone hémorrhagique d'épaisseur inégale. En faisant quelques coupes fines à des niveaux différents, on trouve dans cette zone hémorragique périphérique sept ou huit granulations jaunes disposées en couronne et formées du même caséum; certaines, très rapprochées, sont en voie d'agmination.

Au centre des taches hémorragiques qui parsèment le parenchyme l'on n'a pu trouver de granulations nettes ; parfois cependant, le centre de la tache présentait un léger soulèvement en pointe, mais peu distinct. On pense qu'il s'agit d'un processus tuberculeux constitué par un gros nodule tuberculeux en dégénérescence caséeuse (vitreuse) produit récemment par agmination de plusieurs des granulations jaunes environnantes et d'un processus hémorragique disséminé, limité autour de tubercules microscopiques.

Le *poumon droit* présente de l'emphysème et de la congestion de ses trois lobes ; le processus congestif est encore plus marqué au niveau des deux lobes inférieurs, qui présentent quelques taches hémorragiques, disséminées sans lésion tuberculeuse macroscopique.

Étant donné l'aspect des éléments tuberculeux du poumon, il s'agit là évidemment de lésions récentes. On remarque, en outre, que les phénomènes congestifs et les lésions sont localisés aux lobes inférieurs, les sommets étant indemnes, que les adhérences pleurales sont plus prononcées à droite vers les parties inférieures et ressemblent aux formations celluleuses du péritoine, que le processus péritonéal est plus intense et plus étendu que le processus pleural, que les lésions des ganglions du mésentère sont certainement des lésions tuberculeuses anciennes et que les adhérences les plus fortes se trouvent au niveau de ces ganglions et constituent le point de départ du processus péritonéal. Le processus tuberculeux paraît donc avoir son origine dans l'abdomen. On remarquera également qu'en un point du poumon, existe déjà un gros tubercule entouré de granulations jaunes, de sorte que les lésions méningées doivent leur être considérées comme postérieures ; enfin, il s'agit d'un jeune homme qui a pu présenter un processus intestinal tuberculeux dans ses premières années, actuelle-

ment éteint, ou même simplement de la tuberculose ganglionnaire
abdominale.

Pour ces diverses raisons on s'arrête au diagnostic évolutif suivant : tuberculose intestinale (?) et ganglionnaire mésentérique
demeurée latente au moins depuis quelque temps ayant produit
sous l'influence de causes indéterminées une inflammation péritonéale généralisée, avec propagation aux plèvres, aux poumons et
aux méninges, déterminant au niveau des méninges une méningite
tuberculeuse cérébro-spinale et au niveau du poumon un foyer
macroscopiquement tuberculeux et des foyers hémorragiques
nombreux de tuberculose microscopique.

L'examen des frottis, du caséum du nodule pulmonaire gauche
et des ganglions mésentériques montre des bacilles de Koch,
mais peu abondants.

EXAMEN MICROSCOPIQUE. — *Poumon gauche.* — 1° *Taches hémorragiques.* — Au niveau des points hémorragiques, le tissu pulmonaire est transformé en un lac sanguin dans lequel on aperçoit la
paroi épaissie des gros vaisseaux et des traînées de cellules
embryonnaires qui en partent, d'abord épaisses, puis se dissémi-
nant en traînées de plus en plus minces, parfois renflées sur leur
parcours le long de la trame alvéolaire, qui peut manquer dans
d'assez larges espaces, aux points les plus envahis par l'hémorragie. En certains points, la prolifération embryonnaire s'étend en
nappes plus fournies le long des capillaires, qui font disparaître la
structure alvéolaire du poumon. Il peut se former ainsi autour des
vaisseaux de petits nodules embryonnaires, mais sans formation
précise de tubercules. Cependant, au niveau d'une de ces taches, à
la périphérie d'un gros vaisseau fortement sclérosé, entre ce vaisseau et la bronche existe un amas assez considérable de cellules
embryonnaires, plus volumineuses et plus irrégulières au centre,
traversé par des bandes hémorragiques et constituant une véritable granulation à son début, sans cellules géantes. Les vaisseaux
qui parcourent le tissu sont volumineux et tendus ;

2° *Zones hémorragiques avec granulations tuberculeuses entourant
le foyer caséeux.* — Dans la partie périphérique, le parenchyme
est le siège d'une hémorragie qui a détruit l'aspect alvéolaire ; il
est parcouru dans tous les sens par des traînées de cellules

embryonnaires qui forment de petits foyers arrondis à la périphérie des gros vaisseaux. Ces foyers deviennent plus abondants et plus volumineux à mesure que l'on se rapproche de la zone centrale, qui est constituée par une série de tubercules volumineux formés par une épaisse bordure de cellules lymphoïdes et dont le centre a déjà subi une caséification étendue. Ces tubercules ont, comme centre de développement, un vaisseau volumineux autour duquel ils évoluent jusqu'au moment où il est compris dans la caséification. Tout autour des tubercules, les alvéoles pulmonaires sont le siège d'un processus intense de pneumonie desquamative.

En somme, il s'agit d'un développement de granulations arrivées au stade jaune. Les cellules géantes sont rares, le processus de dégénérescence vitreuse survenant très rapidement au niveau de la zone épithélioïde.

3° Le *nodule caséeux* est formé à la périphérie par du tissu scléreux développé surtout autour des vaisseaux, se continuant progressivement avec un tissu infiltré de tubercules qui se ramollissent et forment une large nappe caséeuse centrale. Ce tissu est très hémorragique à la périphérie et traversé de vaisseaux largement dilatés.

4° *Ganglions du mésentère.* — Le ganglion crétacé ne présente que quelques petites parcelles de tissu ganglionnaire reconnaissable. Ce tissu est envahi par des granulations tuberculeuses à centre en voie de caséification, qui s'agminent rapidement et constituent de volumineux tubercules complètement caséifiés et entourés vers la partie périphérique du ganglion par une coque conjonctive d'abord sans structure fibrillaire avec quelques noyaux disséminés, puis par un tissu conjonctif adulte à noyaux nombreux et envahi progressivement par la nécrose. Le petit ganglion formant adhérence est constitué par un tissu fibreux épais, parcouru par des vaisseaux très dilatés avec des zones hémorragiques. En allant vers le centre, ce tissu est formé par des fibrilles rapprochées, infiltrées de cellules rondes et au centre par des travées fibrillaires limitant des espaces remplis de sang ou de produits nécrosés. Il s'agit là de produits fibrineux organisés à la périphérie, en voie de nécrose au centre. Sur un point de la périphérie, on trouve des amas embryonnaires sans formation de tubercules précise.

5° *Méninges de la base du cerveau.* — Les lésions sont constituées par des infiltrations embryonnaires d'épaisseur inégale, renflées ou régulières, pouvant prendre un développement très considérable dans la gaine lymphoïde des vaisseaux. En certains points, ces infiltrations se confondent, formant de larges plaques dans lesquelles la tunique des vaisseaux est à peine apparente, l'infiltration l'envahissant progressivement et arrivant même à la détruire complètement.

Dans ce dernier cas, on a des tubercules à cellules lymphoïdes très colorées à la périphérie, augmentées de volume vers le centre, où existent des cavités sanguines, sans limites précises. En quelques points, on constate une dégénérescence commençant au centre de ces formations granuliques.

6° *Méninges rachidiennes.* — La dure-mère est épaisse. En de nombreux points de sa périphérie, le tissu cellulaire qui l'entoure présente une infiltration embryonnaire à foyers périvasculaires, non ramollis, qui peuvent même la pénétrer sous une certaine épaisseur. Les méninges molles sont très épaisses, surtout en un point où elles forment un véritable nodule du volume d'un petit grain de chènevis. En ce point, adhérences avec la dure-mère et formation de tubercules agminés dont le centre vasculaire est encore visible et qui procèdent de la périphérie du vaisseau jusqu'à la partie centrale, détruisant les tuniques, le tissu de granulation venant en contact direct avec le sang. Cette infiltration embryonnaire s'étend sur tout le pourtour de la moelle, envoyant des prolongements le long des vaisseaux, de telle sorte que, surtout au niveau des sillons mais aussi en plein tissu médullaire, il existe autour de la plupart des capillaires un manchon plus ou moins épais de petites cellules rondes pouvant aboutir à la formation de petites granulations.

Il existe donc un processus tuberculeux qui prend à la fois la dure-mère et les méninges molles, gagnant par les vaisseaux le tissu de la moelle lui-même et s'étendant également dans le tissu cellulaire rachidien.

DISCUSSION. — Dans cette observation, l'examen du liquide céphalo-rachidien a donné lieu à des constatations qui nous paraissent offrir un véritable intérêt.

Tout d'abord, on pensait avoir affaire à une fièvre typhoïde. Le malade avait présenté des prodromes : depuis une dizaine de jours il accusait une sensation de brisement général avec céphalalgie, insomnie, épistaxis, anorexie ; la langue était sale, rouge à la pointe et sur les bords ; il existait du gargouillement dans la fosse iliaque droite et de la douleur à la pression. La température et le pouls pouvaient également faire penser à un début de fièvre typhoïde. Sans doute, la raie méningitique était très nette dès l'entrée, et il n'y avait pas de taches rosées, mais les taches rosées pouvaient ne pas avoir eu le temps de se manifester et l'on a signalé d'autre part, parmi les éruptions fréquentes que l'on observe au début ou au cours des méningites cérébro-spinales infectieuses aiguës, l'éruption possible de taches rosées. D'autre part, la raie méningitique exprime un trouble vaso-moteur qui ne saurait être considéré comme un symptôme spécial aux méningites et que l'on peut observer dans bien des infections générales, indépendamment de tout processus méningé au moins apparent. Le séro-diagnostic fut négatif, mais peut-être pouvait-il être considéré comme trop précoce. Bref, le tableau clinique en imposait pour une fièvre typhoïde, et ce n'est qu'après trois jours d'observation que l'apparition simultanée des vomissements, du délire avec agitation, de la raideur de la nuque, du signe de Kernig et des phénomènes pupillaires vint indiquer la méningite cérébro-spinale. Mais encore pouvait-on se demander s'il ne s'agissait pas d'une méningite cérébro-spinale à bacille d'Eberth? La ponction vint dissiper tous les doutes. Le liquide céphalo-rachidien était d'abord légèrement louche (caractère contingent), mais les préparations, surtout à l'hématéine-éosine, faites avec le culot de centrifugation, montrèrent l'existence d'une véritable nappe d'éléments cellulaires. En dehors d'une certaine quantité de globules rouges et de quelques cellules endothéliales; on comptait de très nombreux lymphocytes 60 %, mais aussi de nombreux polynucléaires 30 %, les mononucléaires étant représentés pour 10 %. La formule leucocytique était donc bien celle d'une méningite tuberculeuse, et l'insuccès des cultures plaidait dans le même sens; on restait cependant frappé par l'abondance relative des polynucléaires.

Pour interpréter ce fait, on pouvait se demander si la méningite cérébro-spinale tuberculeuse aiguë ne pouvait pas s'accompagner au début d'une réaction polynucléaire passagère, précédant la réaction lymphocytaire qui la caractérise véritablement. Dans notre cas en particulier, l'explication fut donnée par l'examen des préparations colorées en vue de la recherche des microbes. L'on n'a pas trouvé le bacille de Koch, mais il en est ainsi dans un assez grand nombre de cas de méningites tuberculeuses, démontrées telles comme dans notre observation par l'examen anatomopathologique, ou par l'inoculation sans parler de l'examen cytologique. Notre cas est avant tout un fait de méningite tuberculeuse; mais en plus on a constaté sur les préparations des éléments microbiens extra ou mieux intracellulaires, sous forme de coques isolés, groupés par deux ou par amas, à grains inégaux, plutôt arrondis, résistant au Gram, qu'il ne fut pas possible de caractériser en l'absence de cultures, mais qui morphologiquement pouvaient être rattachés, soit à un staphylocoque, soit au méningocoque de Weichselbaum. Du reste, le fait important est la constatation d'un germe infectieux, autre que le bacille de Koch, qui explique alors tout naturellement le degré de la réaction polynucléaire, chacun des microorganismes, bacille de Koch et microorganisme associés, ayant provoqué leur réaction cellulaire propre et donné dans la formule générale de l'épanchement méningé leur note respective.

L'absence de cultures positives peut s'expliquer, au cas où il s'agirait de staphylocoque, par ce fait que les microbes étaient peu abondants et surtout intracellulaires phagocytés, au cas où il s'agirait de méningocoque par les mêmes raisons et en plus parce que les milieux de cultures employés n'ont été que le bouillon et l'agar, milieux usuels de laboratoire, sur lesquels il ne pousse que difficilement et quelquefois pas du tout.

Il faut compter avec les faits d'association du bacille de Koch à réaction lymphocytaire avec un autre microorganisme à réaction polynucléaire. On conçoit qu'il puisse résulter dès lors une formule combinée dont l'interprétation réclame quelque attention.

Il faut se rappeler encore que toute irritation méningée chronique s'exprime par de la lymphocytose (tabes, paralysie générale...) que toute poussée congestive se marque par de la polynucléose et qu'une réaction lymphocytaire peut succéder à une réaction polynucléaire aiguë.

On peut dès lors se demander si, dans la méningite cérébro-spinale tuberculeuse, il ne pourrait pas se présenter, au début notamment, un moment où la polynucléose pourrait précéder la lymphocytose classique. Il n'en resterait pas moins, au point de vue pratique, une distinction nette et précise entre les méningites cérébro-spinales tuberculeuses et non tuberculeuses en cours.

Cette observation présente encore quelques points intéressants à signaler.

Au point de vue symptomatique, on trouve notées de la diminution des réflexes le 17 avril, de l'exagération le 19; de pareilles variations sont consignées dans plusieurs observations; il en est ainsi dans notre observation II, où l'on trouve notée le 18 avril l'exagération des réflexes rotuliens, trouvés normaux le 28, et dans l'observation I, où l'on observe d'abord

l'exagération, puis l'abolition, enfin la réapparition de ces
réflexes. Bien que l'on n'ait pas établi encore un lien précis
entre ces variations des réflexes, il semblerait cependant que
l'on puisse admettre un rapport de proportionnalité entre
l'état des réflexes et les phénomènes de contracture, d'hyper-
tonicité (raideur de la nuque, trismus ou signe de Kernig)
suivant la loi de pathologie générale défendue par M. le professeur Grasset [1].

D'autre part le pouls n'a pas présenté de ralentissement,
ni même d'irrégularité, et la tension est restée à une hauteur
plutôt élevée. La veille de la mort, nous trouvons encore un
pouls à 80, régulier avec tension 18. Il se peut que l'on
n'observe pas dans la méningite tuberculeuse, tout au moins
dans les premières périodes, les abaissements de tension
si habituels dans telles autres manifestations tuberculeuses
en raison des phénomènes d'excitation générale qui se mar-
quent alors, comme aussi il se peut que dans les méningites
cérébro-spinales mixtes, le pouls et la tension ne soient pas
ceux de la méningite tuberculeuse, le cœur étant relativement peu influencé dans la méningite cérébro-spinale épidémique.

Il ne faut point cependant oublier que l'on a eu affaire à
une évolution aiguë, et il est possible que tout simplement
l'asthénie cardio-vasculaire n'ait pas eu le temps de se manifester.

Cette évolution aiguë, indépendamment de l'allure clinique,
est bien mise en évidence dans notre cas par les résultats de
l'autopsie.

Au point de vue anatomo-pathologique, on s'est trouvé

[1] Leçons sur les contractures et la portion spinale du faisceau pyramidal (Le
syndrome paréto-spasmodique et le cordon latéral. — in Nouv. Montp. méd.
1899).

en présence d'un processus méningé, étendu à la base de l'encéphale, à la surface de la protubérance et du bulbe et sur toute la longueur de la moelle, particulièrement marqué le long des vaisseaux, la lésion étant représentée au point de vue histologique par des infiltrations embryonnaires diffuses ou formant des tubercules jeunes plus ou moins agminés et périvasculaires.

Ce processus méningé n'était pas primitif. On trouve, en effet, des lésions de tuberculose ancienne du côté des cavités abdominale et thoracique.

Au niveau des poumons, notamment du côté gauche, en dehors des taches hémorragiques disséminées qui donnent à la coupe un aspect moucheté et que le microscope a révélées centrées par des granulations toutes jeunes embryonnaires, il existe dans le lobe inférieur un gros nodule caséeux, mais non ramolli, entouré par une zone hémorragique où sont disséminées des granulations jaunes, plus ou moins rapprochées.

Mais les lésions les plus anciennes sont celles de la cavité abdominale. Il s'agit là d'un processus de péritonite chronique adhésive généralisée, mais surtout marquée du côté de la fosse iliaque droite, ce qui explique la douleur provoquée par la pression à ce niveau et qui contribuait ainsi à égarer le diagnostic vers la fièvre typhoïde, attendu d'autre part que l'on ne trouvait dans les antécédents du malade aucun symptôme permettant de soupçonner ce processus de péritonite essentiellement latente. Le point de départ de cette péritonite paraît devoir être rapporté aux ganglions mésentériques rencontrés volumineux, hémorragiques, caséifiés et même crétifiés. Cette tuberculose ganglionnaire est habituellement consécutive elle-même à des lésions de tuberculose intestinale ; dans le cas particulier il n'a cependant pas été possible de trouver du côté de l'intestin la marque de l'infection tuberculeuse.

En résumé, l'on avait affaire à des lésions tuberculeuses essentiellement jeunes au niveau des méninges et des foyers hémorragiques du poumon, déjà anciennes au niveau du nodule pulmonaire et des ganglions mésentériques.

Il se peut que ce malade ait fait quelque entérite tuberculeuse dans l'enfance, actuellement éteinte mais ayant laissé sa marque dans les ganglions mésentériques, ou bien simplement de la tuberculose ganglionnaire abdominale, étendue secondairement au poumon ou à la rigueur vice-versa. Mais la méningite tuberculeuse n'apparaît pas moins comme le fait d'une poussée aiguë toute récente, ce qui est du reste une donnée classique dans la genèse des méningites tuberculeuses on peut dire toujours secondaires.

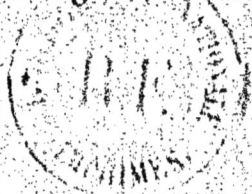

CONCLUSIONS

I. De l'étude générale de la question qui vient de nous occuper nous pouvons dégager d'abord les données suivantes :

1° Il n'existe pas une méningite cérébro-spinale, mais des méningites cérébro-spinales.

2° En dehors de la méningite cérébro-spinale tuberculeuse et des méningites cérébro-spinales aiguës à microbes ordinaires, parmi lesquels le pneumocoque doit être considéré comme l'agent pathogène le plus habituel, la méningite cérébro-spinale à méningocoque de Weichselbaum semble prendre une place de plus en plus étendue — sans que l'on soit encore autorisé à considérer ce microorganisme comme l'agent spécifique de la méningite cérébro-spinale dite épidémique.

3° Parmi les symptômes qui permettent le diagnostic des méningites cérébro-spinales, la plus grande valeur doit être attribuée au signe de Kernig, mais la ponction lombaire est indispensable dans la plupart des cas pour affirmer le diagnostic; elle permet les recherches bactériologiques et cytologiques. Indépendamment de son importance diagnostique, elle éclaire le pronostic et peut servir au traitement.

II. D'autre part, les observations qui servent de base à ce travail nous permettent de mettre en relief quelques points particuliers :

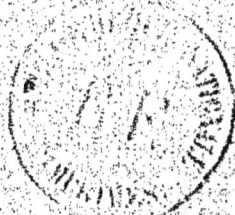

1° L'observation I représente une forme très prolongée de méningite cérébro-spinale aiguë à méningocoques de Weichselbaum, avec formule polynucléaire persistante.

2° L'observation II est, au contraire, une forme rapide de méningite cérébro-spinale aiguë, pour ainsi dire limitée à la période d'excitation, et accompagnée d'une brusque défervescence thermique.

3° L'observation III soulève la question des infections mixtes dans la tuberculose méningée, et montre au point de vue cytologique que, si la méningite cérébro-spinale tuberculeuse est caractérisée par une réaction leucocytaire essentiellement lymphocytaire, les méningites cérébro-spinales aiguës non tuberculeuses par une réaction essentiellement polynucléaire, il faut compter aussi avec les réactions en quelque sorte combinées, suivant la part respective de chacun des éléments associés.

TABLE DES MATIÈRES

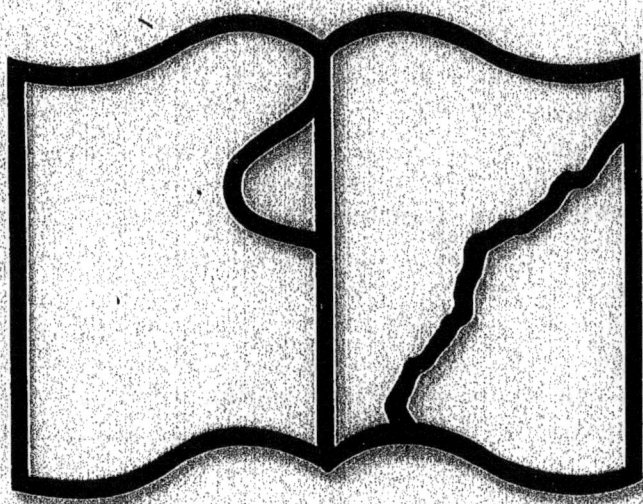

Texte détérioré — reliure défectueuse
NF Z 43-120-11

www.ingramcontent.com/pod-product-compliance
Lightning Source LLC
Chambersburg PA
CBHW030928220326
41521CB00039B/1412